HEIßLUFTFRITTEUSE

REZEPTBUCH

2022

KÖSTLICHE REZEPTE, UM IHRE GÄSTE ZU ÜBERRASCHEN

ANGELA KROSS

Inhaltsverzeichnis

Köstlicher Red Snapper

Zubereitungszeit: 30 Minuten Garzeit: 15 Minuten Portionen: 4

Zutaten:

- 1 großer Red Snapper, gereinigt und geritzt
- Salz und schwarzer Pfeffer nach Geschmack
- 3 gehackte Knoblauchzehen
- 1 Jalapeno, gehackt
- ¼ Pfund Okra, gehackt
- 1 Esslöffel Butter
- 2 Esslöffel Olivenöl
- 1 rote Paprika, gehackt
- 2 Esslöffel Weißwein
- 2 Esslöffel Petersilie, gehackt

Richtungen:

1. In einer Schüssel Jalapeno, Wein und Knoblauch mischen, gut umrühren und den Schnapper mit dieser Mischung einreiben.
2. Den Fisch mit Salz und Pfeffer würzen und 30 Minuten ruhen lassen.

3. In der Zwischenzeit eine Pfanne mit 1 Esslöffel Butter bei mittlerer Hitze erhitzen, Paprika und Okra hinzufügen, umrühren und 5 Minuten kochen lassen.
4. Füllen Sie den Bauch des Red Snappers mit dieser Mischung, fügen Sie auch Petersilie hinzu und reiben Sie sie mit dem Olivenöl ein.
5. In eine vorgeheizte Luftfritteuse geben und 15 Minuten bei 400 Grad Celsius kochen, dabei den Fisch zur Hälfte umdrehen.
6. Auf Teller verteilen und servieren.

Genießen!

Ernährung: Kalorien 261, Fett 7, Ballaststoffe 18, Kohlenhydrate 28, Protein 18

Schnapperfilets und Gemüse

Zubereitungszeit: 10 Minuten Garzeit: 14 Minuten Portionen: 2

Zutaten:

- 2 Red Snapper Filets, ohne Knochen
- 1 Esslöffel Olivenöl
- ½ Tasse rote Paprika, gehackt
- ½ Tasse grüner Paprika, gehackt
- ½ Tasse Lauch, gehackt
- Salz und schwarzer Pfeffer nach Geschmack
- 1 Teelöffel Estragon, getrocknet
- Ein Spritzer Weißwein

Richtungen:

1. Mischen Sie in einer hitzebeständigen Schüssel, die zu Ihrer Luftfritteuse passt, Fischfilets mit Salz, Pfeffer, Öl, grünem Paprika, rotem Paprika, Lauch, Estragon und Wein, werfen Sie alles gut um, geben Sie es in die vorgeheizte Luftfritteuse bei 350 Grad F und kochen Sie es 14 Minuten lang Fischfilets umdrehen.

2. Fisch und Gemüse auf Teller verteilen und warm
   servieren.

Genießen!

Ernährung: Kalorien 300, Fett 12, Ballaststoffe 8, Kohlenhydrate
29, Protein 12

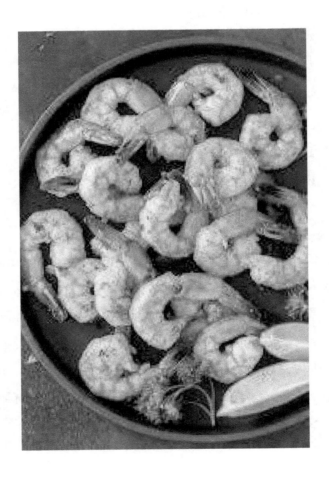

Air Fried Branzino

Zubereitungszeit: 10 Minuten Garzeit: 10 Minuten Portionen: 4

Zutaten:

- Schale von 1 Zitrone, gerieben
- Schale von 1 Orange, gerieben
- Saft aus ½ Zitrone
- Saft aus ½ Orange
- Salz und schwarzer Pfeffer nach Geschmack
- 4 mittelgroße Branzino-Filets ohne Knochen
- ½ Tasse Petersilie, gehackt
- 2 Esslöffel Olivenöl
- Eine Prise rote Pfefferflocken, zerdrückt

Richtungen:

1. Mischen Sie in einer großen Schüssel Fischfilets mit Zitronenschale, Orangenschale, Zitronensaft, Orangensaft, Salz, Pfeffer, Öl und Pfefferflocken , Filets einmal umdrehen.

2. Den Fisch auf Teller verteilen, mit Petersilie bestreuen und sofort servieren.

Genießen!

Ernährung: Kalorien 261, Fett 8, Ballaststoffe 12, Kohlenhydrate 21, Protein 12

Zitronensohle und Mangold

Zubereitungszeit: 10 Minuten Garzeit: 14 Minuten Portionen: 4

Zutaten:

- 1 Teelöffel Zitronenschale, gerieben
- 4 Weißbrotscheiben, geviertelt
- ¼ Tasse Walnüsse, gehackt
- ¼ Tasse Parmesan, gerieben
- 4 Esslöffel Olivenöl
- 4 Sohlenfilets ohne Knochen
- Salz und schwarzer Pfeffer nach Geschmack
- 4 Esslöffel Butter
- ¼ Tasse Zitronensaft
- 3 Esslöffel Kapern
- 2 gehackte Knoblauchzehen
- 2 Bund Mangold, gehackt

Richtungen:

1. Mischen Sie in Ihrer Küchenmaschine Brot mit Walnüssen, Käse und Zitronenschale und pulsieren Sie gut.

2. Fügen Sie die Hälfte des Olivenöls hinzu, pulsieren Sie wieder richtig gut und lassen Sie es vorerst beiseite.

3. Eine Pfanne mit der Butter bei mittlerer Hitze erhitzen, Zitronensaft, Salz, Pfeffer und Kapern hinzufügen, gut umrühren, Fisch hinzufügen und werfen.

4. Übertragen Sie den Fisch in den Korb Ihrer vorgeheizten Luftfritteuse, geben Sie die zu Beginn zubereitete Brotmischung darauf und kochen Sie sie 14 Minuten lang bei 350 Grad Fahrenheit.

5. In der Zwischenzeit eine weitere Pfanne mit dem Rest des Öls erhitzen, Knoblauch, Mangold, Salz und Pfeffer hinzufügen, vorsichtig umrühren, 2 Minuten kochen lassen und die Hitze abnehmen.

6. Den Fisch auf Teller verteilen und mit sautiertem Mangold an der Seite servieren.

Genießen!

Ernährung: Kalorien 321, Fett 7, Ballaststoffe 18, Kohlenhydrate 27, Protein 12

Lachs-Brombeer-Glasur

Zubereitungszeit: 10 Minuten Garzeit: 33 Minuten Portionen: 4

Zutaten:

- 1 Tasse Wasser
- 1 Zoll Ingwerstück, gerieben
- Saft aus ½ Zitrone
- 12 Unzen Brombeeren
- 1 Esslöffel Olivenöl
- ¼ Tasse Zucker
- 4 mittelgroße Lachsfilets, ohne Haut
- Salz und schwarzer Pfeffer nach Geschmack

Richtungen:

1. Einen Topf mit Wasser bei mittlerer Hitze erhitzen, Ingwer, Zitronensaft und Brombeeren hinzufügen, umrühren, zum Kochen bringen, 4-5 Minuten kochen lassen, Hitze abnehmen, in eine Schüssel abseihen, in die Pfanne zurückkehren und mit Zucker kombinieren.

2. Rühren Sie diese Mischung, bringen Sie sie bei mittlerer Hitze zum Kochen und kochen Sie sie 20 Minuten lang.

3. Brombeersauce abkühlen lassen, Lachs damit bestreichen, mit Salz und Pfeffer würzen, Olivenöl darüber träufeln und den Fisch gut einreiben.

4. Legen Sie den Fisch in Ihre vorgeheizte Luftfritteuse bei 350 Grad Fahrenheit und kochen Sie ihn 10 Minuten lang, wobei Sie die Fischfilets einmal umdrehen.

5. Auf Teller verteilen, etwas von der restlichen Brombeersauce darüber träufeln und servieren.

Genießen!

Ernährung: Kalorien 312, Fett 4, Faser 9, Kohlenhydrate 19, Protein 14

Orientalischer Fisch

Zubereitungszeit: 10 Minuten Garzeit: 12 Minuten Portionen: 4

Zutaten:

- 2 Pfund Red Snapper Filets, ohne Knochen
- Salz und schwarzer Pfeffer nach Geschmack
- 3 gehackte Knoblauchzehen
- 1 gelbe Zwiebel, gehackt
- 1 Esslöffel Tamarindenpaste
- 1 Esslöffel orientalisches Sesamöl
- 1 Esslöffel Ingwer, gerieben
- 2 Esslöffel Wasser
- ½ Teelöffel Kreuzkümmel, gemahlen
- 1 Esslöffel Zitronensaft
- 3 Esslöffel Minze, gehackt

Richtungen:

1. Mischen Sie in Ihrer Küchenmaschine Knoblauch mit Zwiebeln, Salz, Pfeffer, Tamarindenpaste, Sesamöl, Ingwer, Wasser und Kreuzkümmel, pulsieren Sie gut und reiben Sie den Fisch mit dieser Mischung.

2. Legen Sie den Fisch in Ihre vorgeheizte Luftfritteuse bei 320 Grad Fahrenheit und kochen Sie ihn 12 Minuten lang, wobei Sie den Fisch zur Hälfte umdrehen.
3. Fisch auf Teller verteilen, Zitronensaft darüber träufeln, Minze darüber streuen und sofort servieren.

Genießen!

Ernährung: Kalorien 241, Fett 8, Ballaststoffe 16, Kohlenhydrate 17, Protein 12

Köstlicher französischer Kabeljau

Zubereitungszeit: 10 Minuten Garzeit: 22 Minuten Portionen: 4

Zutaten:

- 2 Esslöffel Olivenöl
- 1 gelbe Zwiebel, gehackt
- ½ Tasse Weißwein
- 2 gehackte Knoblauchzehen
- 14 Unzen Tomatenkonserven, gedünstet
- 3 Esslöffel Petersilie, gehackt
- 2 Pfund Kabeljau, ohne Knochen
- Salz und schwarzer Pfeffer nach Geschmack
- 2 Esslöffel Butter

Richtungen:

1. Eine Pfanne mit dem Öl bei mittlerer Hitze erhitzen, Knoblauch und Zwiebel hinzufügen, umrühren und 5 Minuten kochen lassen.
2. Wein hinzufügen, umrühren und weitere 1 Minute kochen lassen.

3. Tomaten hinzufügen, umrühren, zum Kochen bringen, 2 Minuten kochen lassen, Petersilie hinzufügen, erneut umrühren und Hitze abnehmen.

4. Gießen Sie diese Mischung in eine hitzebeständige Schüssel, die zu Ihrer Luftfritteuse passt, fügen Sie Fisch hinzu, würzen Sie sie mit Salz und Pfeffer und kochen Sie sie 14 Minuten lang bei 350 ° F in Ihrer Fritteuse.

5. Fisch und Tomaten auf Tellern mischen und servieren. Genießen!

Ernährung: Kalorien 231, Fett 8, Ballaststoffe 12, Kohlenhydrate 26, Protein 14

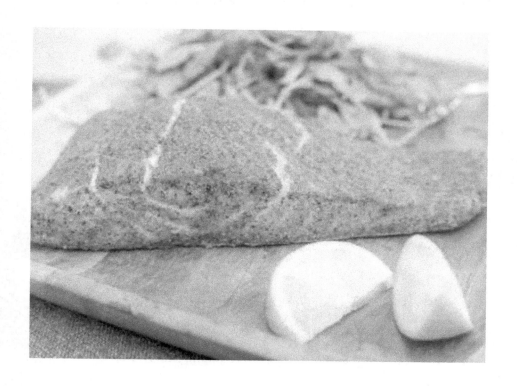

Spezielle Welsfilets

Zubereitungszeit: 10 Minuten Garzeit: 12 Minuten Portionen: 4

Zutaten:

- 2 Welsfilets
- ½ Teelöffel Knoblauch, gehackt
- 2 Unzen Butter
- 4 Unzen Worcestershire-Sauce
- ½ Teelöffel Ruckgewürz
- 1 Teelöffel Senf
- 1 Esslöffel Balsamico-Essig
- ¾ Tasse Catsup
- Salz und schwarzer Pfeffer nach Geschmack
- 1 Esslöffel Petersilie, gehackt

Richtungen:

1. Eine Pfanne mit der Butter bei mittlerer Hitze erhitzen, Worcestershire-Sauce, Knoblauch, Ruckgewürz, Senf, Catsup, Essig, Salz und Pfeffer hinzufügen, gut umrühren, Hitze abnehmen und Fischfilets hinzufügen.

2. Gut umrühren, 10 Minuten ruhen lassen, Filets abtropfen lassen, in den Korb Ihrer vorgeheizten Luftfritteuse bei 350 ° F geben und 8 Minuten kochen lassen, dabei die Filets zur Hälfte umdrehen.

3. Auf Teller verteilen, Petersilie darüber streuen und sofort servieren.

Genießen!

Ernährung: Kalorien 351, Fett 8, Ballaststoffe 16, Kohlenhydrate 27, Protein 17

Kokos Tilapia

Zubereitungszeit: 10 Minuten Garzeit: 10 Minuten Portionen: 4

Zutaten:

- 4 mittelgroße Tilapia-Filets
- Salz und schwarzer Pfeffer nach Geschmack
- ½ Tasse Kokosmilch
- 1 Teelöffel Ingwer, gerieben
- ½ Tasse Koriander, gehackt
- 2 gehackte Knoblauchzehen
- ½ Teelöffel Garam Masala
- Kochspray
- ½ Jalapeno, gehackt

Richtungen:

1. Mischen Sie in Ihrer Küchenmaschine Kokosmilch mit Salz, Pfeffer, Koriander, Ingwer, Knoblauch, Jalapeno und Garam Masala und pulsieren Sie sehr gut.

2. Sprühen Sie den Fisch mit Kochspray ein, verteilen Sie die Kokosnussmischung überall, reiben Sie sie gut ein, geben Sie sie in den Korb Ihrer Luftfritteuse und kochen Sie sie 10 Minuten lang bei 400 Grad Fahrenheit.

3. Auf Teller verteilen und heiß servieren.

Genießen!

Ernährung: Kalorien 200, Fett 5, Ballaststoffe 6, Kohlenhydrate 25, Protein 26

Tilapia und Schnittlauchsauce

Zubereitungszeit: 10 Minuten Garzeit: 8 Minuten Portionen: 4

Zutaten:

- 4 mittelgroße Tilapia-Filets
- Kochspray
- Salz und schwarzer Pfeffer nach Geschmack
- 2 Teelöffel Honig
- ¼ Tasse griechischer Joghurt
- Saft aus 1 Zitrone
- 2 Esslöffel Schnittlauch, gehackt

Richtungen:

1. Würzen Sie den Fisch mit Salz und Pfeffer, sprühen Sie ihn mit Kochspray ein, legen Sie ihn in eine vorgeheizte Luftfritteuse und kochen Sie ihn 8 Minuten lang.
2. In einer Schüssel Joghurt mit Honig, Salz, Pfeffer, Schnittlauch und Zitronensaft mischen und gut verquirlen.
3. Luftfritteusenfisch auf Teller verteilen, Joghurtsauce darüber träufeln und sofort servieren.

Genießen!

Ernährung: Kalorien 261, Fett 8, Ballaststoffe 18, Kohlenhydrate 24, Protein 21

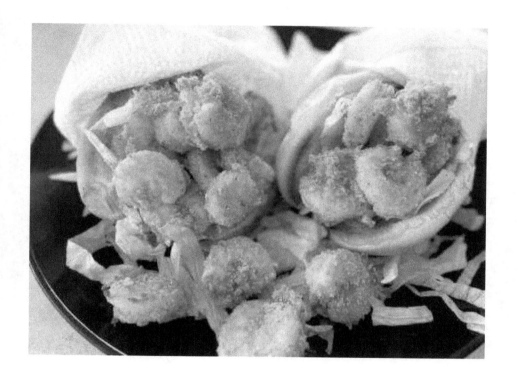

Honig Seebarsch

Zubereitungszeit: 10 Minuten Garzeit: 10 Minuten Portionen: 2

Zutaten:

- 2 Wolfsbarschfilets
- Schale von ½ Orange, gerieben
- Saft aus ½ Orange
- Eine Prise Salz und schwarzer Pfeffer
- 2 Esslöffel Senf
- 2 Teelöffel Honig
- 2 Esslöffel Olivenöl
- ½ Pfund Linsen in Dosen, abgetropft
- Ein kleiner Haufen Dill, gehackt
- 2 Unzen Brunnenkresse
- Ein kleines Bündel Petersilie, gehackt

Richtungen:

1. Würzen Sie Fischfilets mit Salz und Pfeffer, fügen Sie Orangenschale und Saft hinzu, reiben Sie sie mit 1 Esslöffel Öl, Honig und Senf ein, reiben Sie sie in Ihre

Luftfritteuse und kochen Sie sie 10 Minuten lang bei 350 Grad Fahrenheit.

2. In der Zwischenzeit Linsen in einen kleinen Topf geben, bei mittlerer Hitze erwärmen, den Rest des Öls, der Brunnenkresse, des Dills und der Petersilie hinzufügen, gut umrühren und auf die Teller verteilen.

3. Fischfilets hinzufügen und sofort servieren.

Genießen!

Ernährung: Kalorien 212, Fett 8, Ballaststoffe 12, Kohlenhydrate 9, Protein 17

Leckerer Pollock

Zubereitungszeit: 10 Minuten Garzeit: 15 Minuten Portionen: 6

Zutaten:

- ½ Tasse saure Sahne
- 4 Pollockfilets ohne Knochen
- ¼ Tasse Parmesan, gerieben
- 2 Esslöffel Butter, geschmolzen
- Salz und schwarzer Pfeffer nach Geschmack
- Kochspray

Richtungen:

1. In einer Schüssel saure Sahne mit Butter, Parmesan, Salz und Pfeffer mischen und gut verquirlen.

2. Den Fisch mit Kochspray einsprühen und mit Salz und Pfeffer würzen.

3. Verteilen Sie die Sauerrahmmischung auf einer Seite jedes Pollock-Filets, legen Sie sie in Ihre vorgeheizte Luftfritteuse bei 320 Grad Fahrenheit und kochen Sie sie 15 Minuten lang.

4. Pollockfilets auf Teller verteilen und mit einem leckeren Beilagensalat servieren.

Genießen!

Ernährung: Kalorien 300, Fett 13, Faser 3, Kohlenhydrate 14, Protein 44

Air Fryer Geflügel Rezepte

Cremiges Kokosnuss-Huhn

Zubereitungszeit: 2 Stunden Garzeit: 25 Minuten Portionen: 4

Zutaten:

- 4 große Hähnchenschenkel
- 5 Teelöffel Kurkumapulver
- 2 Esslöffel Ingwer, gerieben
- Salz und schwarzer Pfeffer nach Geschmack
- 4 Esslöffel Kokoscreme

Richtungen:

1. In einer Schüssel Sahne mit Kurkuma, Ingwer, Salz und Pfeffer mischen, verquirlen, Hühnchenstücke hinzufügen, gut umrühren und 2 Stunden ruhen lassen.
2. Übertragen Sie das Huhn in Ihre vorgeheizte Luftfritteuse, kochen Sie es 25 Minuten lang bei 370 Grad Fahrenheit, verteilen Sie es auf Teller und servieren Sie es mit einem Beilagensalat.

Genießen!

Ernährung: Kalorien 300, Fett 4, Ballaststoffe 12, Kohlenhydrate 22, Protein 20

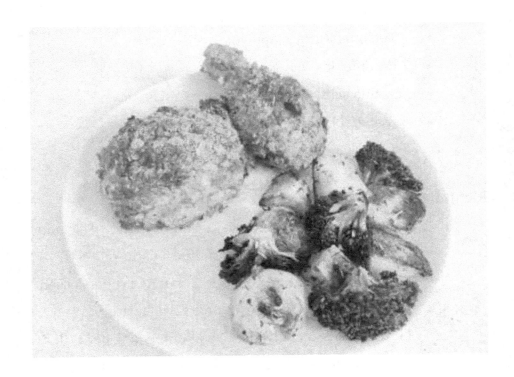

Chinesische Hühnerflügel

Zubereitungszeit: 2 Stunden Garzeit: 15 Minuten Portionen: 6

Zutaten:

- 16 Hühnerflügel
- 2 Esslöffel Honig
- 2 Esslöffel Sojasauce
- Salz und schwarzer Pfeffer nach Geschmack
- ¼ Teelöffel weißer Pfeffer
- 3 Esslöffel Limettensaft

Richtungen:

1. In einer Schüssel Honig mit Sojasauce, Salz, schwarzem und weißem Pfeffer und Limettensaft mischen, gut verquirlen, Hühnchenstücke hinzufügen, zum Überziehen werfen und 2 Stunden im Kühlschrank aufbewahren.
2. Übertragen Sie das Huhn in Ihre Luftfritteuse, kochen Sie es auf jeder Seite 6 Minuten lang bei 370 Grad Fahrenheit, erhöhen Sie die Hitze auf 400 Grad Fahrenheit und kochen Sie weitere 3 Minuten lang.
3. Heiß servieren.

Genießen!

Ernährung: Kalorien 372, Fett 9, Ballaststoffe 10, Kohlenhydrate 37, Protein 24

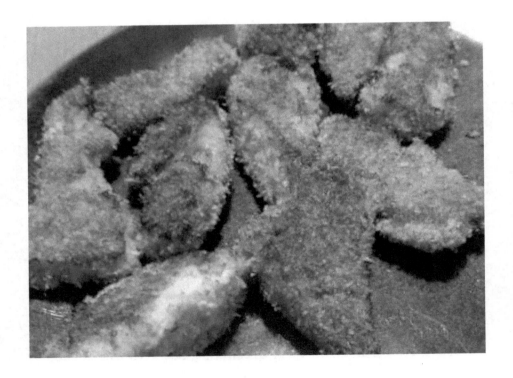

Kräuterhuhn

Zubereitungszeit: 30 Minuten Garzeit: 40 Minuten Portionen: 4

Zutaten:

- 1 ganzes Huhn
- Salz und schwarzer Pfeffer nach Geschmack
- 1 Teelöffel Knoblauchpulver
- 1 Teelöffel Zwiebelpulver
- ½ Teelöffel Thymian, getrocknet
- 1 Teelöffel Rosmarin, getrocknet
- 1 Esslöffel Zitronensaft
- 2 Esslöffel Olivenöl

Richtungen:

1. Hähnchen mit Salz und Pfeffer würzen, mit Thymian, Rosmarin, Knoblauchpulver und Zwiebelpulver einreiben, mit Zitronensaft und Olivenöl einreiben und 30 Minuten ruhen lassen.

2. Legen Sie das Huhn in Ihre Luftfritteuse und kochen Sie es auf jeder Seite 20 Minuten lang bei 360 Grad Fahrenheit.

3. Lassen Sie das Huhn beiseite, um es abzukühlen, zu schnitzen und zu servieren.

Genießen!

Ernährung: Kalorien 390, Fett 10, Ballaststoffe 5, Kohlenhydrate 22, Protein 20

Pamesan Hühnchen

Zubereitungszeit: 10 Minuten Garzeit: 15 Minuten Portionen: 4

Zutaten:

- 2 Tassen Panko-Semmelbrösel
- ¼ Tasse Parmesan, gerieben
- ½ Teelöffel Knoblauchpulver
- 2 Tassen Weißmehl
- 1 Ei, geschlagen
- 1 und ½ Pfund Hühnerschnitzel, ohne Haut und ohne Knochen
- Salz und schwarzer Pfeffer nach Geschmack
- 1 Tasse Mozzarella, gerieben
- 2 Tassen Tomatensauce
- 3 Esslöffel Basilikum, gehackt

Richtungen:

1. In einer Schüssel Panko mit Parmesan und Knoblauchpulver mischen und umrühren.
2. Mehl in eine zweite Schüssel und das Ei in eine dritte geben.

3. Hähnchen mit Salz und Pfeffer würzen, in Mehl, dann in Eimischung und in Panko tauchen.

4. Legen Sie Hühnchenstücke in Ihre Luftfritteuse und kochen Sie sie auf jeder Seite 3 Minuten lang bei 360 Grad Fahrenheit.

5. Übertragen Sie das Huhn in eine Auflaufform, die zu Ihrer Luftfritteuse passt, fügen Sie Tomatensauce hinzu und belegen Sie es mit Mozzarella, geben Sie es in Ihre Luftfritteuse und kochen Sie es 7 Minuten lang bei 375 Grad Fahrenheit.

6. Auf Teller verteilen, Basilikum darüber streuen und servieren.

Genießen!

Ernährung: Kalorien 304, Fett 12, Ballaststoffe 11, Kohlenhydrate 22, Protein 15

Mexikanisches Huhn

Zubereitungszeit: 10 Minuten Garzeit: 20 Minuten Portionen: 4

Zutaten:

- 16 Unzen Salsa Verde
- 1 Esslöffel Olivenöl
- Salz und schwarzer Pfeffer nach Geschmack
- 1 Pfund Hühnerbrust, ohne Knochen und ohne Haut
- 1 und ½ Tasse Monterey Jack Käse, gerieben
- ¼ Tasse Koriander, gehackt
- 1 Teelöffel Knoblauchpulver

Richtungen:

1. Gießen Sie Salsa Verde in eine Auflaufform, die zu Ihrer Luftfritteuse passt, würzen Sie das Huhn mit Salz, Pfeffer, Knoblauchpulver, bestreichen Sie es mit Olivenöl und legen Sie es über Ihre Salsa Verde.
2. Stellen Sie es in Ihre Luftfritteuse und kochen Sie es 20 Minuten lang bei 38 ° C.
3. Käse darüber streuen und weitere 2 Minuten kochen lassen.

4. Auf Teller verteilen und heiß servieren.

Genießen!

Ernährung: Kalorien 340, Fett 18, Ballaststoffe 14, Kohlenhydrate 32, Protein 18

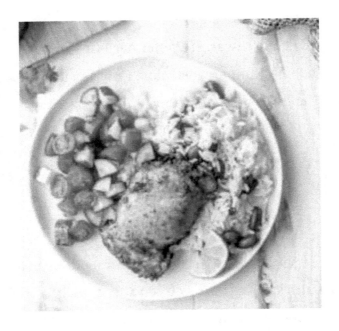

Cremiges Huhn, Reis und Erbsen

Zubereitungszeit: 10 Minuten Garzeit: 30 Minuten Portionen: 4

Zutaten:

- 1 Pfund Hähnchenbrust, ohne Haut, ohne Knochen und in Viertel geschnitten
- 1 Tasse weißer Reis, bereits gekocht
- Salz und schwarzer Pfeffer nach Geschmack
- 1 Esslöffel Olivenöl
- 3 gehackte Knoblauchzehen
- 1 gelbe Zwiebel, gehackt
- ½ Tasse Weißwein
- ¼ Tasse Sahne
- 1 Tasse Hühnerbrühe
- ¼ Tasse Petersilie, gehackt
- 2 Tassen Erbsen, gefroren
- 1 und ½ Tassen Parmesan, gerieben

Richtungen:

1. Würzen Sie Hähnchenbrust mit Salz und Pfeffer, beträufeln Sie sie mit der Hälfte des Öls, reiben Sie sie gut ein, legen Sie sie in den Korb Ihrer Luftfritteuse und kochen Sie sie 6 Minuten lang bei 360 Grad Fahrenheit.

2. Eine Pfanne mit dem Rest des Öls bei mittlerer Hitze erhitzen, Knoblauch, Zwiebel, Wein, Brühe, Salz, Pfeffer und Sahne hinzufügen, umrühren, zum Kochen bringen und 9 Minuten kochen lassen.

3. Übertragen Sie Hähnchenbrust in eine hitzebeständige Schüssel, die zu Ihrer Luftfritteuse passt, geben Sie Erbsen, Reis und Sahne darüber, werfen Sie Parmesan und Petersilie darüber, streuen Sie sie in Ihre Luftfritteuse und kochen Sie sie 10 Minuten lang bei 420 Grad Fahrenheit.

4. Auf Teller verteilen und heiß servieren.

Genießen!

Ernährung: Kalorien 313, Fett 12, Ballaststoffe 14, Kohlenhydrate 27, Protein 44

Italienisches Huhn

Zubereitungszeit: 10 Minuten Garzeit: 16 Minuten Portionen: 4

Zutaten:

- 5 Hähnchenschenkel
- 1 Esslöffel Olivenöl
- 2 gehackte Knoblauchzehen
- 1 Esslöffel Thymian, gehackt
- ½ Tasse Sahne
- ¾ Tasse Hühnerbrühe
- 1 Teelöffel rote Pfefferflocken, zerkleinert
- ¼ Tasse Parmesan, gerieben
- ½ Tasse sonnengetrocknete Tomaten
- 2 Esslöffel Basilikum, gehackt
- Salz und schwarzer Pfeffer nach Geschmack

Richtungen:

1. Würzen Sie das Huhn mit Salz und Pfeffer, reiben Sie es mit der Hälfte des Öls ein, legen Sie es in Ihre vorgeheizte Luftfritteuse bei 350 Grad Fahrenheit und kochen Sie es 4 Minuten lang.

2. In der Zwischenzeit eine Pfanne mit dem Rest des Öls bei mittlerer Hitze erhitzen, Thymian Knoblauch, Pfefferflocken, sonnengetrocknete Tomaten, Sahne, Brühe, Parmesan, Salz und Pfeffer hinzufügen, umrühren, zum Kochen bringen, Hitze abnehmen und In eine Schüssel geben, die zu Ihrer Luftfritteuse passt.

3. Fügen Sie Hühnerschenkel hinzu, geben Sie sie in Ihre Luftfritteuse und kochen Sie sie 12 Minuten lang bei 320 Grad Fahrenheit.

4. Auf Teller verteilen und mit darauf bestreutem Basilikum servieren.

Genießen!

Ernährung: Kalorien 272, Fett 9, Ballaststoffe 12, Kohlenhydrate 37, Protein 23

Honig Entenbrust s

**Zubereitungszeit: 10 Minuten Garzeit: 22 Minuten Portionen:
2**

Zutaten:

- 1 geräucherte Entenbrust, halbiert
- 1 Teelöffel Honig
- 1 Teelöffel Tomatenmark
- 1 Esslöffel Senf
- ½ Teelöffel Apfelessig

Richtungen:

1. In einer Schüssel Honig mit Tomatenmark, Senf und Essig mischen, gut verquirlen, Entenbruststücke hinzufügen, gut überziehen, in die Luftfritteuse geben und 15 Minuten bei 37 ° C kochen lassen.

2. Nehmen Sie die Entenbrust aus der Friteuse, geben Sie sie in die Honigmischung, werfen Sie sie erneut, kehren Sie zur Luftfritteuse zurück und kochen Sie sie weitere 6 Minuten bei 370 Grad Fahrenheit.

3. Auf Teller verteilen und mit einem Beilagensalat servieren.

Genießen!

Ernährung: Kalorien 274, Fett 11, Ballaststoffe 13, Kohlenhydrate 22, Protein 13

Chinesische Entenbeine

Zubereitungszeit: 10 Minuten Garzeit: 36 Minuten Portionen: 2

Zutaten:

- 2 Entenbeine
- 2 getrocknete Chilis, gehackt
- 1 Esslöffel Olivenöl
- 2 Sterne Anis
- 1 Bund Frühlingszwiebeln, gehackt
- 4 Ingwerscheiben
- 1 Esslöffel Austernsauce
- 1 Esslöffel Sojasauce
- 1 Teelöffel Sesamöl
- 14 Unzen Wasser
- 1 Esslöffel Reiswein

Richtungen:

1. Eine Pfanne mit dem Öl bei mittlerer Hitze erhitzen, Chili, Sternanis, Sesamöl, Reiswein, Ingwer, Austernsauce, Sojasauce und Wasser hinzufügen, umrühren und 6 Minuten kochen lassen.

2. Fügen Sie Frühlingszwiebeln und Entenschenkel hinzu, werfen Sie sie zum Überziehen, geben Sie sie in eine Pfanne, die zu Ihrer Luftfritteuse passt, legen Sie sie in Ihre Luftfritteuse und kochen Sie sie 30 Minuten lang bei 37 ° C.

3. Auf Teller verteilen und servieren.

Genießen!

Ernährung: Kalorien 300, Fett 12, Ballaststoffe 12, Kohlenhydrate 26, Protein 18

Chinesisches gefülltes Huhn

Zubereitungszeit: 10 Minuten Garzeit: 35 Minuten Portionen: 8

Zutaten:

- 1 ganzes Huhn
- 10 Wolfsbeeren
- 2 rote Chilis, gehackt
- 4 Ingwerscheiben
- 1 Yam, gewürfelt
- 1 Teelöffel Sojasauce
- Salz und weißer Pfeffer nach Geschmack
- 3 Teelöffel Sesamöl

Richtungen:

1. Hähnchen mit Salz, Pfeffer würzen, mit Sojasauce und Sesamöl einreiben und mit Wolfsbeeren, Yamswurzelwürfeln, Chilis und Ingwer füllen.
2. In die Luftfritteuse geben, 20 Minuten bei 400 ° F und dann 15 Minuten bei 360 ° F kochen.
3. Hähnchen schnitzen, auf Teller verteilen und servieren. Genießen!

Ernährung: Kalorien 320, Fett 12, Ballaststoffe 17, Kohlenhydrate 22, Protein 12

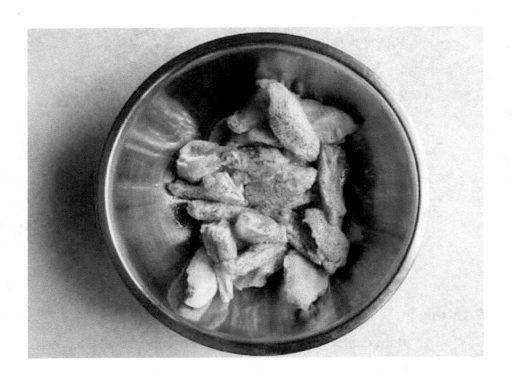

Einfache Hähnchenschenkel und Babykartoffeln

Zubereitungszeit: 10 Minuten Garzeit: 30 Minuten Portionen: 4

Zutaten:

- 8 Hähnchenschenkel
- 2 Esslöffel Olivenöl
- 1 Pfund Babykartoffeln, halbiert
- 2 Teelöffel Oregano, getrocknet
- 2 Teelöffel Rosmarin, getrocknet
- ½ Teelöffel süßer Paprika
- Salz und schwarzer Pfeffer nach Geschmack
- 2 gehackte Knoblauchzehen
- 1 rote Zwiebel, gehackt
- 2 Teelöffel Thymian, gehackt

Richtungen:

1. In einer Schüssel Hähnchenschenkel mit Kartoffeln, Salz, Pfeffer, Thymian, Paprika, Zwiebeln, Rosmarin, Knoblauch, Oregano und Öl mischen.

2. Zum Überziehen werfen, alles in einer hitzebeständigen Schüssel verteilen, die zu Ihrer Luftfritteuse passt, und 30 Minuten bei 400 Grad Celsius kochen, dabei halb schütteln.

3. Auf Teller verteilen und servieren.

Genießen!

Ernährung: Kalorien 364, Fett 14, Ballaststoffe 13, Kohlenhydrate 21, Protein 34

Huhn und Kapern

Zubereitungszeit: 10 Minuten Garzeit: 20 Minuten Portionen: 2

Zutaten:

- 4 Hähnchenschenkel
- 3 Esslöffel Kapern
- 4 gehackte Knoblauchzehen
- 3 Esslöffel Butter, geschmolzen
- Salz und schwarzer Pfeffer nach Geschmack
- ½ Tasse Hühnerbrühe
- 1 Zitrone, in Scheiben geschnitten
- 4 grüne Zwiebeln, gehackt

Richtungen:

1. Das Huhn mit Butter bestreichen, mit Salz und Pfeffer abschmecken und in eine Auflaufform legen, die zu Ihrer Luftfritteuse passt.

2. Fügen Sie auch Kapern, Knoblauch, Hühnerbrühe und Zitronenscheiben hinzu, werfen Sie sie zum Überziehen, geben Sie sie in Ihre Luftfritteuse und kochen Sie sie 20 Minuten lang bei 370 Grad Fahrenheit, wobei Sie sie halb schütteln.

3. Frühlingszwiebeln darüber streuen, auf Teller verteilen und servieren.

Genießen!

Ernährung: Kalorien 200, Fett 9, Ballaststoffe 10, Kohlenhydrate 17, Protein 7

Hühnchen und cremige Pilze

Zubereitungszeit: 10 Minuten Garzeit: 30 Minuten Portionen: 8

Zutaten:

- 8 Hähnchenschenkel
- Salz und schwarzer Pfeffer nach Geschmack
- 8 Unzen Cremini-Pilze, halbiert
- 3 gehackte Knoblauchzehen
- 3 Esslöffel Butter, geschmolzen
- 1 Tasse Hühnerbrühe
- ¼ Tasse Sahne
- ½ Teelöffel Basilikum, getrocknet
- ½ Teelöffel Thymian, getrocknet
- ½ Teelöffel Oregano, getrocknet
- 1 Esslöffel Senf
- ¼ Tasse Parmesan, gerieben

Richtungen:

1. Reiben Sie die Hühnchenstücke mit 2 EL Butter ein, würzen Sie sie mit Salz und Pfeffer, legen Sie sie in den Korb Ihrer Luftfritteuse, kochen Sie sie 5 Minuten lang

bei 37 ° C und lassen Sie sie vorerst in einer Schüssel beiseite.

2. In der Zwischenzeit eine Pfanne mit dem Rest der Butter bei mittlerer Hitze erhitzen, Pilze und Knoblauch hinzufügen, umrühren und 5 Minuten kochen lassen.

3. Salz, Pfeffer, Brühe, Oregano, Thymian und Basilikum hinzufügen, gut umrühren und in eine hitzebeständige Schüssel geben, die zu Ihrer Luftfritteuse passt.

4. Fügen Sie Huhn hinzu, werfen Sie alles, setzen Sie in Ihre Luftfritteuse und kochen Sie bei 370 Grad F für 20 Minuten.

5. Fügen Sie Senf, Parmesan und Sahne hinzu, werfen Sie alles noch einmal, kochen Sie noch 5 Minuten, verteilen Sie es auf Teller und servieren Sie es.

Genießen!

Ernährung: Kalorien 340, Fett 10, Ballaststoffe 13, Kohlenhydrate 22, Protein 12

Enten-Pflaumen-Sauce

Zubereitungszeit: 10 Minuten Garzeit: 32 Minuten Portionen: 2

Zutaten:

- 2 Entenbrüste
- 1 Esslöffel Butter, geschmolzen
- 1 Sternanis
- 1 Esslöffel Olivenöl
- 1 Schalotte, gehackt
- 9 Unzen rote Klumpen, gesteinigt, in kleine Keile geschnitten
- 2 Esslöffel Zucker
- 2 Esslöffel Rotwein
- 1 Tasse Rinderbrühe

Richtungen:

1. Eine Pfanne mit dem Olivenöl bei mittlerer Hitze erhitzen, Schalotte hinzufügen, umrühren und 5 Minuten kochen lassen.

2. Zucker und Pflaumen hinzufügen, umrühren und kochen, bis sich der Zucker aufgelöst hat.

3. Brühe und Wein hinzufügen, umrühren, 15 Minuten kochen lassen, Hitze abnehmen und vorerst warm halten.

4. Entenbrust punkten, mit Salz und Pfeffer würzen, mit geschmolzener Butter einreiben, in eine hitzebeständige Schüssel geben, die zu Ihrer Luftfritteuse passt, Sternanis und Pflaumensauce hinzufügen, in die Luftfritteuse geben und 12 Minuten bei 360 ° F kochen.

5. Alles auf Teller verteilen und servieren.

Genießen!

Ernährung: Kalorien 400, Fett 25, Ballaststoffe 12, Kohlenhydrate 29, Protein 44

Luftgebratene japanische Entenbrüste

Zubereitungszeit: 10 Minuten Garzeit: 20 Minuten Portionen: 6

Zutaten:

- 6 Entenbrüste, ohne Knochen
- 4 Esslöffel Sojasauce
- 1 und ½ Teelöffel fünf Gewürzpulver
- 2 Esslöffel Honig
- Salz und schwarzer Pfeffer nach Geschmack
- 20 Unzen Hühnerbrühe
- 4 Ingwerscheiben
- 4 Esslöffel Hoisinsauce
- 1 Teelöffel Sesamöl

Richtungen:

1. In einer Schüssel fünf Gewürzpulver mit Sojasauce, Salz, Pfeffer und Honig mischen, verquirlen, Entenbrust hinzufügen, zum Überziehen werfen und vorerst beiseite lassen.

2. Eine Pfanne mit der Brühe bei mittlerer Hitze, Hoisinsauce, Ingwer und Sesamöl erhitzen, gut

umrühren, weitere 2-3 Minuten kochen lassen, Hitze abnehmen und beiseite stellen.

3. Legen Sie Entenbrüste in Ihre Luftfritteuse und kochen Sie sie 15 Minuten lang bei 400 Grad Fahrenheit.

4. Auf Teller verteilen, Hoisin und Ingwersauce darüber träufeln und servieren.

Genießen!

Ernährung: Kalorien 336, Fett 12, Faser 1, Kohlenhydrate 25, Protein 33

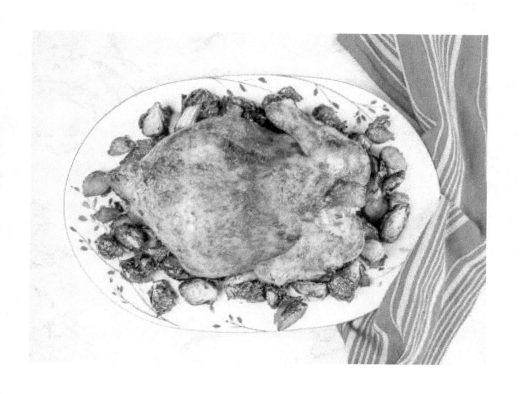

Leichte Entenbrüste

Zubereitungszeit: 10 Minuten Garzeit: 40 Minuten Portionen: 6

Zutaten:

- 6 Entenbrüste, halbiert
- Salz und schwarzer Pfeffer nach Geschmack
- 3 Esslöffel Mehl
- 6 Esslöffel Butter, geschmolzen
- 2 Tassen Hühnerbrühe
- ½ Tasse Weißwein
- ¼ Tasse Petersilie, gehackt
- 2 Tassen Pilze, gehackt

Richtungen:

1. Entenbrust mit Salz und Pfeffer würzen, in eine Schüssel geben, geschmolzene Butter hinzufügen, werfen und in eine andere Schüssel geben.
2. Kombinieren Sie geschmolzene Butter mit Mehl, Wein, Salz, Pfeffer und Hühnerbrühe und rühren Sie gut um.
3. Ordnen Sie Entenbrust in einer Auflaufform, die zu Ihrer Luftfritteuse passt, gießen Sie die Sauce darüber,

fügen Sie Petersilie und Pilze hinzu, geben Sie sie in Ihre Luftfritteuse und kochen Sie sie 40 Minuten lang bei 350 Grad Fahrenheit.

4. Auf Teller verteilen und servieren.

Genießen!

Ernährung: Kalorien 320, Fett 28, Ballaststoffe 12, Kohlenhydrate 12, Protein 42

Entenbrust mit Endivien

Zubereitungszeit: 10 Minuten Garzeit: 25 Minuten Portionen: 4

Zutaten:

- 2 Entenbrüste
- Salz und schwarzer Pfeffer nach Geschmack
- 1 Esslöffel Zucker
- 1 Esslöffel Olivenöl
- 6 Endivien, julienned
- 2 Esslöffel Preiselbeeren
- 8 Unzen Weißwein
- 1 Esslöffel Knoblauch, gehackt
- 2 Esslöffel Sahne

Richtungen:

1. Ritzen Sie Entenbrüste und würzen Sie sie mit Salz und Pfeffer, legen Sie sie in eine vorgeheizte Luftfritteuse und kochen Sie sie 20 Minuten lang bei 350 Grad Fahrenheit, wobei Sie sie zur Hälfte umdrehen.

2. In der Zwischenzeit eine Pfanne mit dem Öl bei mittlerer Hitze erhitzen, Zucker und Endivien hinzufügen, umrühren und 2 Minuten kochen lassen.

3. Salz, Pfeffer, Wein, Knoblauch, Sahne und Preiselbeeren hinzufügen, umrühren und 3 Minuten kochen lassen.

4. Entenbrust auf Teller verteilen, die Endiviensauce darüber träufeln und servieren.

Genießen!

Ernährung: Kalorien 400, Fett 12, Ballaststoffe 32, Kohlenhydrate 29, Protein 28

Chicken Breas ts und Tomatensauce

Zubereitungszeit: 10 Minuten Garzeit: 20 Minuten Portionen: 4

Zutaten:

- 1 rote Zwiebel, gehackt
- 4 Hähnchenbrust, ohne Haut und ohne Knochen
- ¼ Tasse Balsamico-Essig
- 14 Unzen Tomatenkonserven, gehackt
- Salz und schwarzer Pfeffer nach Geschmack
- ¼ Tasse Parmesan, gerieben
- ¼ Teelöffel Knoblauchpulver
- Kochspray

Richtungen:

1. Sprühen Sie eine Auflaufform, die zu Ihrer Luftfritteuse passt, mit Speiseöl ein, fügen Sie Hühnchen hinzu, würzen Sie sie mit Salz, Pfeffer, Balsamico-Essig, Knoblauchpulver, Tomaten und Käse, werfen Sie sie in Ihre Luftfritteuse und kochen Sie sie 20 Minuten lang bei 400 Grad Fahrenheit.

2. Auf Teller verteilen und heiß servieren.

Genießen!

Ernährung: Kalorien 250, Fett 12, Ballaststoffe 12, Kohlenhydrate 19, Protein 28

Huhn und Spargel

Zubereitungszeit: 10 Minuten Garzeit: 20 Minuten Portionen: 4

Zutaten:

- 8 Hühnerflügel, halbiert
- 8 Spargelstangen
- Salz und schwarzer Pfeffer nach Geschmack
- 1 Esslöffel Rosmarin, gehackt
- 1 Teelöffel Kreuzkümmel, gemahlen

Richtungen:

1. Pat trockene Hühnerflügel, würzen mit Salz, Pfeffer, Kreuzkümmel und Rosmarin, legen Sie sie in den Korb Ihrer Luftfritteuse und kochen Sie sie 20 Minuten lang bei 360 Grad Fahrenheit.

2. In der Zwischenzeit eine Pfanne bei mittlerer Hitze erhitzen, Spargel hinzufügen, Wasser zum Abdecken hinzufügen, einige Minuten dämpfen, in eine mit Eiswasser gefüllte Schüssel geben, abtropfen lassen und auf Tellern anrichten.

3. Fügen Sie Hühnerflügel an der Seite hinzu und servieren
    Sie.

Genießen!

Ernährung: Kalorien 270, Fett 8, Ballaststoffe 12, Kohlenhydrate
24, Protein 22

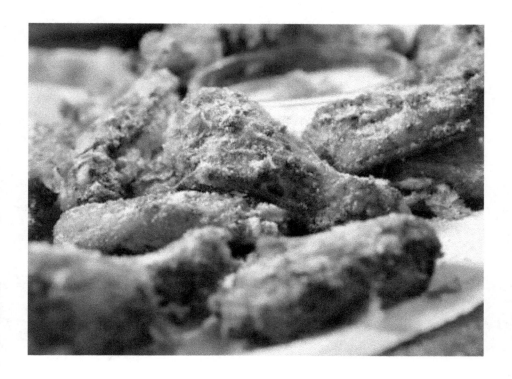

Hähnchenschenkel und Apfelmischung

Zubereitungszeit: 12 Stunden Garzeit: 30 Minuten Portionen: 4

Zutaten:

- 8 Hähnchenschenkel, Knochen und Haut an
- Salz und schwarzer Pfeffer nach Geschmack
- 1 Esslöffel Apfelessig
- 3 Esslöffel Zwiebel, gehackt
- 1 Esslöffel Ingwer, gerieben
- ½ Teelöffel Thymian, getrocknet
- 3 Äpfel, entkernt und viertelt
- ¾ Tasse Apfelsaft
- ½ Tasse Ahornsirup

Richtungen:

1. In einer Schüssel das Huhn mit Salz, Pfeffer, Essig, Zwiebel, Ingwer, Thymian, Apfelsaft und Ahornsirup mischen, gut umrühren, abdecken und 12 Stunden im Kühlschrank aufbewahren.

2. Übertragen Sie diese ganze Mischung auf eine Auflaufform, die zu Ihrer Luftfritteuse passt, fügen Sie Apfelstücke hinzu, legen Sie sie in Ihre Luftfritteuse und kochen Sie sie 30 Minuten lang bei 350 Grad Fahrenheit.

3. Auf Teller verteilen und warm servieren.

Genießen!

Ernährung: Kalorien 314, Fett 8, Ballaststoffe 11, Kohlenhydrate 34, Protein 22

Hühnchen-Petersilie-Sauce

Zubereitungszeit: 30 Minuten Garzeit: 25 Minuten Portionen: 6

Zutaten:

- 1 Tasse Petersilie, gehackt
- 1 Teelöffel Oregano, getrocknet
- ½ Tasse Olivenöl
- ¼ Tasse Rotwein
- 4 Knoblauchzehen
- Eine Prise Salz
- Ein Spritzer Ahornsirup
- 12 Hühnerschenkel

Richtungen:

1. Mischen Sie in Ihrer Küchenmaschine Petersilie mit Oregano, Knoblauch, Salz, Öl, Wein und Ahornsirup und pulsieren Sie sehr gut.
2. In einer Schüssel das Huhn mit der Petersiliensauce mischen, gut umrühren und 30 Minuten im Kühlschrank aufbewahren.

3. Lassen Sie das Huhn abtropfen, geben Sie es in den Korb Ihrer Luftfritteuse und kochen Sie es 25 Minuten lang bei 38 ° C, wobei Sie das Huhn einmal umdrehen.

4. Hähnchen auf Teller verteilen, Petersiliensauce darüber träufeln und servieren.

Genießen!

Ernährung: Kalorien 354, Fett 10, Ballaststoffe 12, Kohlenhydrate 22, Protein 17

Hühnchen-Linsen-Auflauf

Zubereitungszeit: 10 Minuten Garzeit: 1 Stunde Portionen: 8

Zutaten:

- 1 und ½ Tassen grüne Linsen
- 3 Tassen Hühnerbrühe
- 2 Pfund Hähnchenbrust, ohne Haut, ohne Knochen und gehackt
- Salz und Cayennepfeffer nach Geschmack
- 3 Teelöffel Kreuzkümmel, gemahlen
- Kochspray
- 5 Knoblauchzehen, gehackt
- 1 gelbe Zwiebel, gehackt
- 2 rote Paprika, gehackt
- 14 Unzen Tomatenkonserven, gehackt
- 2 Tassen Mais
- 2 Tassen Cheddar-Käse, zerkleinert
- 2 Esslöffel Jalapenopfeffer, gehackt
- 1 Esslöffel Knoblauchpulver
- 1 Tasse Koriander, gehackt

Richtungen:

1. Die Brühe in einen Topf geben, etwas Salz hinzufügen, Linsen hinzufügen, umrühren, bei mittlerer Hitze zum Kochen bringen, abdecken und 35 Minuten köcheln lassen.

2. In der Zwischenzeit die Hühnchenstücke mit etwas Kochspray einsprühen, mit Salz, Cayennepfeffer und 1 Teelöffel Kreuzkümmel würzen, in den Korb Ihrer Luftfritteuse geben und 6 Minuten bei 370 Grad kochen, dabei die Hälfte umdrehen.

3. Übertragen Sie das Huhn in eine hitzebeständige Schüssel, die zu Ihrer Luftfritteuse passt, und fügen Sie Paprika, Knoblauch, Tomaten, Zwiebeln, Salz, Cayennepfeffer und 1 Teelöffel Kreuzkümmel hinzu.

4. Linsen abtropfen lassen und ebenfalls zur Hühnermischung geben.

5. Fügen Sie Jalapenopfeffer, Knoblauchpulver, den Rest des Kreuzkümmels, Mais, die Hälfte des Käses und die Hälfte des Korianders hinzu, geben Sie sie in Ihre Luftfritteuse und kochen Sie sie 25 Minuten lang bei 320 Grad Fahrenheit.

6. Den Rest des Käses und den restlichen Koriander darüber streuen, den Hühnchenauflauf auf Teller verteilen und servieren.

Genießen!

Ernährung: Kalorien 344, Fett 11, Ballaststoffe 12, Kohlenhydrate 22, Protein 33

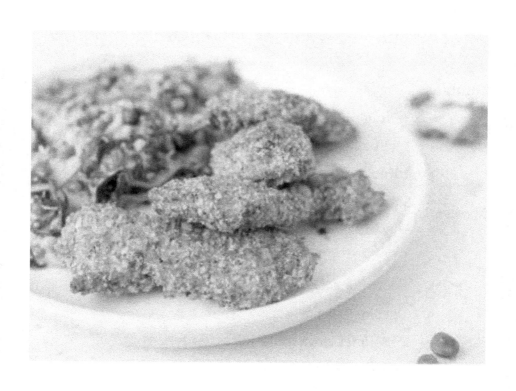

Fall Air Fried Chicken Mix

Zubereitungszeit: 10 Minuten Garzeit: 20 Minuten Portionen: 8

Zutaten:

- 3 Pfund Hähnchenbrust, ohne Haut und ohne Knochen
- 1 gelbe Zwiebel, gehackt
- 1 Knoblauchzehe, gehackt
- Salz und schwarzer Pfeffer nach Geschmack
- 10 weiße Pilze, halbiert
- 1 Esslöffel Olivenöl
- 1 rote Paprika, gehackt
- 1 grüne Paprika
- 2 Esslöffel Mozzarella-Käse, zerkleinert
- Kochspray

Richtungen:

1. Würzen Sie das Huhn mit Salz und Pfeffer, reiben Sie es mit Knoblauch ein, sprühen Sie es mit Kochspray ein, legen Sie es in Ihre vorgeheizte Luftfritteuse und kochen Sie es 12 Minuten lang bei 390 Grad Fahrenheit.

2. In der Zwischenzeit eine Pfanne mit dem Öl bei mittlerer Hitze erhitzen, Zwiebel hinzufügen, umrühren und 2 Minuten anbraten.
3. Pilze, Knoblauch und Paprika hinzufügen, umrühren und 8 Minuten kochen lassen.
4. Hähnchen auf Teller verteilen, Pilzmischung dazugeben, Käse darüber streuen, solange das Hähnchen noch heiß ist, und sofort servieren.

Genießen!

Ernährung: Kalorien 305, Fett 12, Ballaststoffe 11, Kohlenhydrate 26, Protein 32

Hühnchensalat

Zubereitungszeit: 10 Minuten Garzeit: 10 Minuten Portionen: 4

Zutaten:

- 1 Pfund Hühnerbrust, ohne Knochen, ohne Haut und halbiert
- Kochspray
- Salz und schwarzer Pfeffer nach Geschmack
- ½ Tasse Feta-Käse, gewürfelt
- 2 Esslöffel Zitronensaft
- 1 und ½ Teelöffel Senf
- 1 Esslöffel Olivenöl
- 1 ½ Teelöffel Rotweinessig
- ½ Teelöffel Sardellen, gehackt
- ¾ Teelöffel Knoblauch, gehackt
- 1 Esslöffel Wasser
- 8 Tassen Salatblätter, in Streifen geschnitten
- 4 Esslöffel Parmesan, gerieben

Richtungen:

1. Sprühen Sie Hähnchenbrust mit Speiseöl ein, würzen Sie sie mit Salz und Pfeffer, geben Sie sie in den Korb Ihrer Luftfritteuse und kochen Sie sie 10 Minuten lang bei 370 Grad Fahrenheit.
2. Hähnchenbestien auf ein Schneidebrett geben, mit 2 Gabeln zerkleinern, in eine Salatschüssel geben und mit Salatblättern mischen.
3. Mischen Sie in Ihrem Mixer Feta-Käse mit Zitronensaft, Olivenöl, Senf, Essig, Knoblauch, Sardellen, Wasser und der Hälfte des Parmesans und mischen Sie sehr gut.
4. Fügen Sie dies über Hühnermischung hinzu, werfen Sie, streuen Sie den Rest des Parmesans und servieren Sie.

Genießen!

Ernährung: Kalorien 312, Fett 6, Ballaststoffe 16, Kohlenhydrate 22, Protein 26

Hühnchen-Frühlingszwiebel-Sauce

Zubereitungszeit: 10 Minuten Garzeit: 16 Minuten Portionen: 4

Zutaten:

- 10 Frühlingszwiebeln, grob gehackt
- 1 Zoll Stück Ingwerwurzel, gehackt
- 4 gehackte Knoblauchzehen
- 2 Esslöffel Fischsauce
- 3 Esslöffel Sojasauce
- 1 Teelöffel chinesische fünf Gewürze
- 10 Hähnchenkeulen
- 1 Tasse Kokosmilch
- Salz und schwarzer Pfeffer nach Geschmack
- 1 Teelöffel Butter, geschmolzen
- ¼ Tasse Koriander, gehackt
- 1 Esslöffel Limettensaft

Richtungen:

1. Mischen Sie in Ihrer Küchenmaschine Frühlingszwiebeln mit Ingwer, Knoblauch, Sojasauce,

Fischsauce, fünf Gewürzen, Salz, Pfeffer, Butter und Kokosmilch und pulsieren Sie gut.

2. Mischen Sie in einer Schüssel Hühnchen mit Frühlingszwiebeln, werfen Sie alles gut um, geben Sie alles in eine Pfanne, die zu Ihrer Luftfritteuse passt, und kochen Sie es 16 Minuten lang bei 37 ° C, wobei Sie die Fritteuse einmal schütteln.

3. Auf Teller verteilen, Koriander darüber streuen, Limettensaft beträufeln und mit einem Beilagensalat servieren.

Genießen!

Ernährung: Kalorien 321, Fett 12, Ballaststoffe 12, Kohlenhydrate 22, Protein 20

Hühnchen Cacciatore

Zubereitungszeit: 10 Minuten Garzeit: 20 Minuten Portionen: 4

Zutaten:

- Salz und schwarzer Pfeffer nach Geschmack
- 8 Hähnchenkeulen mit Knochen
- 1 Lorbeerblatt
- 1 Teelöffel Knoblauchpulver
- 1 gelbe Zwiebel, gehackt
- 28 Unzen Tomatenkonserven und Saft, zerkleinert
- 1 Teelöffel Oregano, getrocknet
- ½ Tasse schwarze Oliven, entkernt und in Scheiben geschnitten

Richtungen:

1. Mischen Sie in einem hitzebeständigen Gericht, das zu Ihrer Luftfritteuse passt, Hühnchen mit Salz, Pfeffer, Knoblauchpulver, Lorbeerblatt, Zwiebeln, Tomaten und Saft, Oregano und Oliven, werfen Sie es in Ihre vorgeheizte Luftfritteuse und kochen Sie es 20 Stunden lang bei 365 Grad Fahrenheit Protokoll.

2. Auf Teller verteilen und servieren.
Genießen!

Ernährung: Kalorien 300, Fett 12, Ballaststoffe 8, Kohlenhydrate 20, Protein 24

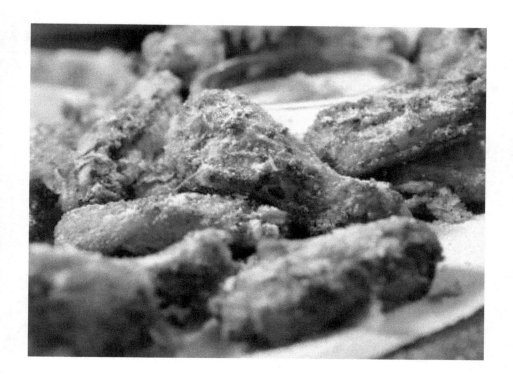

Chicken Wings und Minzsauce

Zubereitungszeit: 20 Minuten Garzeit: 16 Minuten Portionen: 6

Zutaten:

- 18 Hühnerflügel, halbiert
- 1 Esslöffel Kurkumapulver
- 1 Esslöffel Kreuzkümmel, gemahlen
- 1 Esslöffel Ingwer, gerieben
- 1 Esslöffel Koriander, gemahlen
- 1 Esslöffel süßer Paprika
- Salz und schwarzer Pfeffer nach Geschmack
- 2 Esslöffel Olivenöl

Für die Minzsauce:

- Saft aus ½ Limette
- 1 Tasse Minzblätter
- 1 kleines Ingwerstück, gehackt
- ¾ Tasse Koriander
- 1 Esslöffel Olivenöl
- 1 Esslöffel Wasser
- Salz und schwarzer Pfeffer nach Geschmack
- 1 gehackter Serrano-Pfeffer

Richtungen:

1. In einer Schüssel 1 Esslöffel Ingwer mit Kreuzkümmel, Koriander, Paprika, Kurkuma, Salz, Pfeffer, Cayennepfeffer und 2 Esslöffel Öl mischen und gut umrühren.

2. Fügen Sie Hühnerflügelstücke zu dieser Mischung hinzu, werfen Sie sie gut um und bewahren Sie sie 10 Minuten lang im Kühlschrank auf.

3. Übertragen Sie das Huhn in den Korb Ihrer Luftfritteuse und kochen Sie es 16 Minuten lang bei 37 ° C, wobei Sie es zur Hälfte umdrehen.

4. Mischen Sie in Ihrem Mixer Minze mit Koriander, 1 kleinen Ingwerstücken, Saft aus ½ Limette, 1 Esslöffel Olivenöl, Salz, Pfeffer, Wasser und Serrano-Pfeffer und mischen Sie sehr gut.

5. Hähnchenflügel auf Teller verteilen, Minzsauce darüber träufeln und servieren.

Genießen!

Ernährung: Kalorien 300, Fett 15, Ballaststoffe 11, Kohlenhydrate 27, Protein 16

Zitronenhähnchen

Zubereitungszeit: 10 Minuten Garzeit: 30 Minuten Portionen: 6

Zutaten:

- 1 ganzes Huhn, in mittlere Stücke geschnitten
- 1 Esslöffel Olivenöl
- Salz und schwarzer Pfeffer nach Geschmack
- Saft aus 2 Zitronen
- Schale von 2 Zitronen, gerieben

Richtungen:

1. Würzen Sie das Huhn mit Salz, Pfeffer, reiben Sie es mit Öl und Zitronenschale ein, beträufeln Sie den Zitronensaft, geben Sie es in Ihre Luftfritteuse und kochen Sie es 30 Minuten lang bei 350 Grad Fahrenheit.
2. Auf Teller verteilen und mit einem Beilagensalat servieren.

Genießen!

Ernährung: Kalorien 334, Fett 24, Ballaststoffe 12, Kohlenhydrate 26, Protein 20

Hühnchen und einfache Kokosnusssauce

Zubereitungszeit: 10 Minuten Garzeit: 12 Minuten Portionen: 6

Zutaten:

- 1 Esslöffel Olivenöl
- 3 und ½ Pfund Hähnchenbrust
- 1 Tasse Hühnerbrühe
- 1 und ¼ Tasse gelbe Zwiebel, gehackt
- 1 Esslöffel Limettensaft
- ¼ Tasse Kokosmilch
- 2 Teelöffel süßer Paprika
- 1 Teelöffel rote Pfefferflocken
- 2 Esslöffel Frühlingszwiebeln, gehackt
- Salz und schwarzer Pfeffer nach Geschmack

Richtungen:

1. Erhitzen Sie eine Pfanne, die zu Ihrer Luftfritteuse passt, mit dem Öl bei mittlerer Hitze, fügen Sie Zwiebeln hinzu, rühren Sie um und kochen Sie sie 4 Minuten lang.

2. Brühe, Kokosmilch, Pfefferflocken, Paprika, Limettensaft, Salz und Pfeffer hinzufügen und gut umrühren.

3. Fügen Sie Huhn der Pfanne hinzu, fügen Sie mehr Salz und Pfeffer hinzu, werfen Sie, werfen Sie in Ihre Luftfritteuse und kochen Sie bei 360 Grad F für 12 Minuten.

4. Hähnchen und Sauce auf Teller verteilen und servieren. Genießen!

Ernährung: Kalorien 320, Fett 13, Ballaststoffe 13, Kohlenhydrate 32, Protein 23

Hühnchen-Schwarz-Oliven-Sauce

Zubereitungszeit: 10 Minuten Garzeit: 8 Minuten Portionen: 2

Zutaten:

- 1 Hähnchenbrust in 4 Stücke geschnitten
- 2 Esslöffel Olivenöl
- 3 gehackte Knoblauchzehen

Für die Soße:

- 1 Tasse schwarze Oliven, entkernt
- Salz und schwarzer Pfeffer nach Geschmack
- 2 Esslöffel Olivenöl
- ¼ Tasse Petersilie, gehackt
- 1 Esslöffel Zitronensaft

Richtungen:

1. Mischen Sie in Ihrer Küchenmaschine Oliven mit Salz, Pfeffer, 2 EL Olivenöl, Zitronensaft und Petersilie, mischen Sie sehr gut und geben Sie sie in eine Schüssel.
2. Würzen Sie das Huhn mit Salz und Pfeffer, reiben Sie es mit Öl und Knoblauch ein, legen Sie es in Ihre

vorgeheizte Luftfritteuse und kochen Sie es 8 Minuten lang bei 37 ° C.

3. Hähnchen auf Teller verteilen, mit Olivensauce belegen und servieren.

Genießen!

Ernährung: Kalorien 270, Fett 12, Ballaststoffe 12, Kohlenhydrate 23, Protein 22

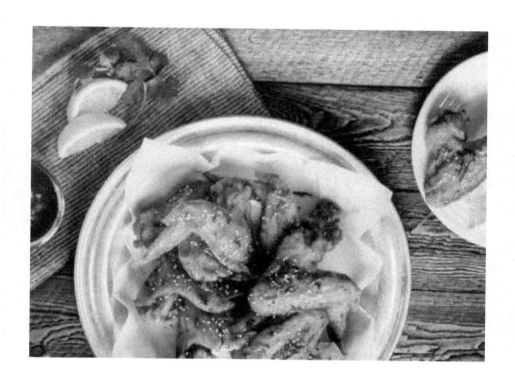

Käse verkrustetes Huhn

Zubereitungszeit: 10 Minuten Garzeit: 15 Minuten Portionen: 4

Zutaten:

- 4 Speckscheiben, gekocht und zerbröckelt
- 4 Hähnchenbrust, ohne Haut und ohne Knochen
- 1 Esslöffel Wasser
- ½ Tasse Avocadoöl
- 1 Ei, geschlagen
- Salz und schwarzer Pfeffer nach Geschmack
- 1 Tasse Asiago-Käse, zerkleinert
- ¼ Teelöffel Knoblauchpulver
- 1 Tasse Parmesan, gerieben

Richtungen:

1. In einer Schüssel Parmesan mit Knoblauch, Salz und Pfeffer mischen und umrühren.
2. In einer anderen Schüssel das Ei mit Wasser mischen und gut verquirlen.
3. Das Huhn mit Salz und Pfeffer würzen und jedes Stück in ein Ei und dann in eine Käsemischung tauchen.
4. Fügen Sie Hühnchen zu Ihrer Luftfritteuse hinzu und kochen Sie es 15 Minuten lang bei 320 Grad Fahrenheit.
5. Das Huhn auf Teller verteilen, Speck und Asiago-Käse darüber streuen und servieren.

Genießen!

Ernährung: Kalorien 400, Fett 22, Ballaststoffe 12, Kohlenhydrate 32, Protein 47

Pepperoni Huhn

Zubereitungszeit: 10 Minuten Garzeit: 22 Minuten Portionen: 6

Zutaten:

- 14 Unzen Tomatenmark
- 1 Esslöffel Olivenöl
- 4 mittelgroße Hähnchenbrust, ohne Haut und ohne Knochen
- Salz und schwarzer Pfeffer nach Geschmack
- 1 Teelöffel Oregano, getrocknet
- 6 Unzen Mozzarella, in Scheiben geschnitten
- 1 Teelöffel Knoblauchpulver
- 2 Unzen Peperoni, in Scheiben geschnitten

Richtungen:

1. Mischen Sie in einer Schüssel Huhn mit Salz, Pfeffer, Knoblauchpulver und Oregano und werfen Sie.

2. Legen Sie das Huhn in Ihre Luftfritteuse, kochen Sie es 6 Minuten lang bei 350 Grad Fahrenheit und geben Sie es in eine Pfanne, die zu Ihrer Luftfritteuse passt.

3. Fügen Sie Mozzarella-Scheiben hinzu, verteilen Sie Tomatenmark, belegen Sie sie mit Peperoni-Scheiben, geben Sie sie in Ihre Luftfritteuse und kochen Sie sie weitere 15 Minuten bei 350 Grad Fahrenheit.

4. Auf Teller verteilen und servieren.

Genießen!

Ernährung: Kalorien 320, Fett 10, Ballaststoffe 16, Kohlenhydrate 23, Protein 27

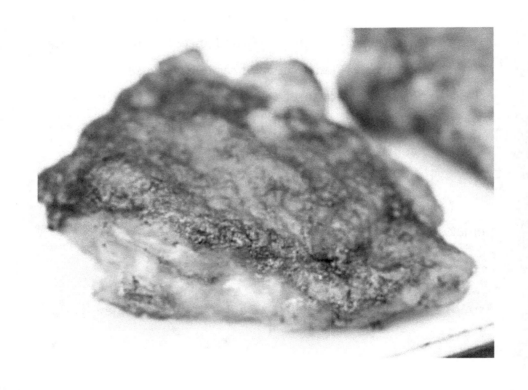

Hühnchen und cremige Gemüsemischung

Zubereitungszeit: 10 Minuten Garzeit: 30 Minuten Portionen: 6

Zutaten:

- 2 Tassen Schlagsahne
- 40 Unzen Hühnchenstücke, ohne Knochen und ohne Haut
- 3 Esslöffel Butter, geschmolzen
- ½ Tasse gelbe Zwiebel, gehackt
- ¾ Tasse rote Paprika, gehackt
- 29 Unzen Hühnerbrühe
- Salz und schwarzer Pfeffer nach Geschmack
- 1 Lorbeerblatt
- 8 Unzen Pilze, gehackt
- 17 Unzen Spargel, getrimmt
- 3 Teelöffel Thymian, gehackt

Richtungen:

1. Eine Pfanne mit der Butter bei mittlerer Hitze erhitzen, Zwiebel und Paprika hinzufügen, umrühren und 3 Minuten kochen lassen.

2. Brühe, Lorbeerblatt, Salz und Pfeffer hinzufügen, zum Kochen bringen und 10 Minuten köcheln lassen.

3. Fügen Sie Spargel, Pilze, Hühnchen, Sahne, Thymian, Salz und Pfeffer hinzu, rühren Sie um, geben Sie sie in Ihre Luftfritteuse und kochen Sie sie 15 Minuten lang bei 360 Grad Fahrenheit.

4. Hähnchen-Gemüse-Mischung auf Teller verteilen und servieren.

Genießen!

Ernährung: Kalorien 360, Fett 27, Ballaststoffe 13, Kohlenhydrate 24, Protein 47

Putenviertel und Gemüse

Zubereitungszeit: 10 Minuten Garzeit: 34 Minuten Portionen: 4

Zutaten:

- 1 gelbe Zwiebel, gehackt
- 1 Karotte, gehackt
- 3 gehackte Knoblauchzehen
- 2 Pfund Truthahnviertel
- 1 Selleriestiel, gehackt
- 1 Tasse Hühnerbrühe
- 2 Esslöffel Olivenöl
- 2 Lorbeerblätter
- ½ Teelöffel Rosmarin, getrocknet
- ½ Teelöffel Salbei, getrocknet
- ½ Teelöffel Thymian, getrocknet
- Salz und schwarzer Pfeffer nach Geschmack

Richtungen:

1. Reiben Sie die Putenviertel mit Salz, Pfeffer, der Hälfte des Öls, Thymian, Salbei, Rosmarin und Thymian ein, legen Sie sie in Ihre Luftfritteuse und kochen Sie sie 20 Minuten lang bei 360 Grad Fahrenheit.

2. Mischen Sie in einer Pfanne, die zu Ihrer Luftfritteuse passt, Zwiebel mit Karotte, Knoblauch, Sellerie, dem Rest des Öls, Brühe, Lorbeerblättern, Salz und Pfeffer und werfen Sie.

3. Fügen Sie die Pute hinzu, geben Sie alles in Ihre Luftfritteuse und kochen Sie weitere 14 Minuten bei 360 Grad Fahrenheit.

4. Alles auf Teller verteilen und servieren.

Genießen!

Ernährung: Kalorien 362, Fett 12, Ballaststoffe 16, Kohlenhydrate 22, Protein 17

Hühnchen-Knoblauch-Sauce

Zubereitungszeit: 10 Minuten Garzeit: 20 Minuten Portionen: 4

Zutaten:

- 1 Esslöffel Butter, geschmolzen
- 4 Hähnchenbrust, Haut auf und Knochen
- 1 Esslöffel Olivenöl
- Salz und schwarzer Pfeffer nach Geschmack
- 40 Knoblauchzehen, geschält und gehackt
- 2 Thymianquellen
- ¼ Tasse Hühnerbrühe
- 2 Esslöffel Petersilie, gehackt
- ¼ Tasse trockener Weißwein

Richtungen:

1. Hähnchenbrust mit Salz und Pfeffer würzen, mit dem Öl einreiben, in die Luftfritteuse geben, auf jeder Seite 4 Minuten bei 360 ° F kochen und in eine hitzebeständige Schüssel geben, die zu Ihrer Luftfritteuse passt.

2. Fügen Sie geschmolzene Butter, Knoblauch, Thymian, Brühe, Wein und Petersilie hinzu, werfen Sie sie, geben

Sie sie in Ihre Luftfritteuse und kochen Sie sie weitere 15 Minuten bei 350 Grad Fahrenheit.

3. Alles auf Teller verteilen und servieren.

Genießen!

Ernährung: Kalorien 227, Fett 9, Ballaststoffe 13, Kohlenhydrate 22, Protein 12

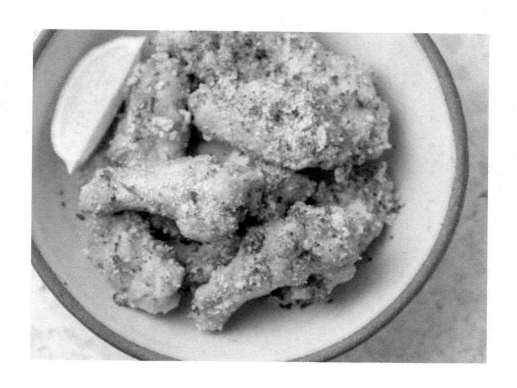

Truthahn, Erbsen und Pilze Auflauf

Zubereitungszeit: 10 Minuten Garzeit: 20 Minuten Portionen: 4

Zutaten:

- 2 Pfund Putenbrust, ohne Haut, ohne Knochen
- Salz und schwarzer Pfeffer nach Geschmack
- 1 gelbe Zwiebel, gehackt
- 1 Selleriestiel, gehackt
- ½ Tasse Erbsen
- 1 Tasse Hühnerbrühe
- 1 Tasse Champignoncremesuppe
- 1 Tasse Brotwürfel

Richtungen:

1. Mischen Sie in einer Pfanne, die zu Ihrer Luftfritteuse passt, die Pute mit Salz, Pfeffer, Zwiebeln, Sellerie, Erbsen und Brühe, geben Sie sie in Ihre Luftfritteuse und kochen Sie sie 15 Minuten lang bei 360 Grad Fahrenheit.

2. Fügen Sie Brotwürfel und Champignoncremesuppe hinzu, rühren Sie sie um und kochen Sie sie weitere 5 Minuten bei 360 Grad Fahrenheit.

3. Auf Teller verteilen und heiß servieren.

Genießen!

Ernährung: Kalorien 271, Fett 9, Ballaststoffe 9, Kohlenhydrate 16, Protein 7

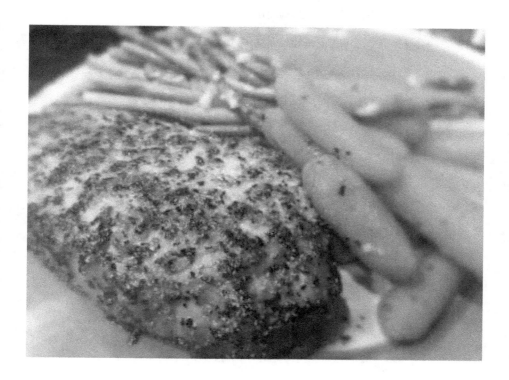

Leckere Hähnchenschenkel

Zubereitungszeit: 10 Minuten Garzeit: 20 Minuten Portionen: 6

Zutaten:

- 2 und ½ Pfund Hühnerschenkel
- Salz und schwarzer Pfeffer nach Geschmack
- 5 grüne Zwiebeln, gehackt
- 2 Esslöffel Sesamöl
- 1 Esslöffel Sherrywein
- ½ Teelöffel weißer Essig
- 1 Esslöffel Sojasauce
- ¼ Teelöffel Zucker

Richtungen:

1. Würzen Sie das Huhn mit Salz und Pfeffer, reiben Sie es mit der Hälfte des Sesamöls ein, geben Sie es in Ihre Luftfritteuse und kochen Sie es 20 Minuten lang bei 360 Grad Fahrenheit.

2. In der Zwischenzeit eine Pfanne mit dem Rest des Öls bei mittlerer Hitze erhitzen, Frühlingszwiebeln, Sherrywein, Essig, Sojasauce und Zucker hinzufügen, werfen, abdecken und 10 Minuten kochen lassen

3. Hähnchen mit 2 Gabeln zerkleinern, auf Teller verteilen, Sauce darüber träufeln und servieren.

Genießen!

Ernährung: Kalorien 321, Fett 8, Ballaststoffe 12, Kohlenhydrate 36, Protein 24

Hühnchentender und aromatisierte Sauce

Zubereitungszeit: 10 Minuten Garzeit: 10 Minuten Portionen: 6

Zutaten:

- 1 Teelöffel Chilipulver
- 2 Teelöffel Knoblauchpulver
- 1 Teelöffel Zwiebelpulver
- 1 Teelöffel süßer Paprika
- Salz und schwarzer Pfeffer nach Geschmack
- 2 Esslöffel Butter
- 2 Esslöffel Olivenöl
- 2 Pfund Hühnchentender
- 2 Esslöffel Maisstärke
- ½ Tasse Hühnerbrühe
- 2 Tassen Sahne
- 2 Esslöffel Wasser
- 2 Esslöffel Petersilie, gehackt

Richtungen:

1. In einer Schüssel Knoblauchpulver mit Zwiebelpulver, Chili, Salz, Pfeffer und Paprika mischen, umrühren, Hühnchen hinzufügen und werfen.

2. Reiben Sie Hühnchentender mit Öl ein, legen Sie sie in Ihre Luftfritteuse und kochen Sie sie 10 Minuten lang bei 30 ° C.

3. In der Zwischenzeit eine Pfanne mit der Butter bei mittlerer Hitze erhitzen, Maisstärke, Brühe, Sahne, Wasser und Petersilie hinzufügen, umrühren, abdecken und 10 Minuten kochen lassen.

4. Hähnchen auf Teller verteilen, Sauce darüber träufeln und servieren.

Genießen!

Ernährung: Kalorien 351, Fett 12, Ballaststoffe 9, Kohlenhydrate 20, Protein 17

Ente und Gemüse

Zubereitungszeit: 10 Minuten Garzeit: 20 Minuten Portionen: 8

Zutaten:

- 1 Ente, in mittelgroße Stücke gehackt
- 3 Gurken, gehackt
- 3 Esslöffel Weißwein
- 2 Karotten, gehackt
- 1 Tasse Hühnerbrühe
- 1 kleines Ingwerstück, gerieben
- Salz und schwarzer Pfeffer nach Geschmack

Richtungen:

1. Mischen Sie in einer Pfanne, die zu Ihrer Luftfritteuse passt, Entenstücke mit Gurken, Wein, Karotten, Ingwer, Brühe, Salz und Pfeffer, werfen Sie sie in Ihre Luftfritteuse und kochen Sie sie 20 Minuten lang bei 37 ° C.

2. Alles auf Teller verteilen und servieren.

Genießen!

Ernährung: Kalorien 200, Fett 10, Ballaststoffe 8, Kohlenhydrate 20, Protein 22

Hühnchen-Aprikosen-Sauce

Zubereitungszeit: 10 Minuten Garzeit: 20 Minuten Portionen: 4

Zutaten:

- 1 ganzes Huhn, in mittlere Stücke geschnitten
- Salz und schwarzer Pfeffer nach Geschmack
- 1 Esslöffel Olivenöl
- ½ Teelöffel geräucherter Paprika
- ¼ Tasse Weißwein
- ½ Teelöffel Majoran, getrocknet
- ¼ Tasse Hühnerbrühe
- 2 Esslöffel weißer Essig
- ¼ Tasse Aprikosenkonserven
- 1 und ½ Teelöffel Ingwer, gerieben
- 2 Esslöffel Honig

Richtungen:

1. Würzen Sie das Huhn mit Salz, Pfeffer, Majoran und Paprika, werfen Sie es zum Überziehen, fügen Sie Öl hinzu, reiben Sie es gut ein, legen Sie es in Ihre Luftfritteuse und kochen Sie es 10 Minuten lang bei 360 Grad Fahrenheit.

2. Übertragen Sie das Huhn in eine Pfanne, die zu Ihrer Luftfritteuse passt, fügen Sie Brühe, Wein, Essig, Ingwer, Aprikosenkonserven und Honig hinzu, werfen Sie es, legen Sie es in Ihre Luftfritteuse und kochen Sie es weitere 10 Minuten bei 360 Grad Fahrenheit.

3. Hähnchen-Aprikosen-Sauce auf Teller verteilen und servieren.

Genießen!

Ernährung: Kalorien 200, Fett 7, Ballaststoffe 19, Kohlenhydrate 20, Protein 14

Hühnchen-Blumenkohl-Reis-Mix

Zubereitungszeit: 10 Minuten Garzeit: 20 Minuten Portionen: 6

Zutaten:

- 3 Speckscheiben, gehackt
- 3 Karotten, gehackt
- 3 Pfund Hühnerschenkel, ohne Knochen und ohne Haut
- 2 Lorbeerblätter
- ¼ Tasse Rotweinessig
- 4 gehackte Knoblauchzehen
- Salz und schwarzer Pfeffer nach Geschmack
- 4 Esslöffel Olivenöl
- 1 Esslöffel Knoblauchpulver
- 1 Esslöffel italienisches Gewürz
- 24 Unzen Blumenkohlreis
- 1 Teelöffel Kurkumapulver
- 1 Tasse Rinderbrühe

Richtungen:

1. Erhitzen Sie eine Pfanne, die zu Ihrer Luftfritteuse passt, bei mittlerer Hitze, fügen Sie Speck, Karotten, Zwiebeln und Knoblauch hinzu, rühren Sie um und kochen Sie sie 8 Minuten lang.

2. Fügen Sie Huhn, Öl, Essig, Kurkuma, Knoblauchpulver, italienisches Gewürz und Lorbeerblätter hinzu, rühren Sie um, geben Sie es in Ihre Luftfritteuse und kochen Sie es 12 Minuten lang bei 360 ° F.

3. Blumenkohlreis und Brühe hinzufügen, umrühren, weitere 6 Minuten kochen lassen, auf Teller verteilen und servieren.

Genießen!

Ernährung: Kalorien 340, Fett 12, Ballaststoffe 12, Kohlenhydrate 16, Protein 8

Hühnchen-Spinat-Salat

Zubereitungszeit: 10 Minuten Garzeit: 12 Minuten Portionen: 2

Zutaten:

- 2 Teelöffel Petersilie, getrocknet
- 2 Hähnchenbrust, ohne Haut und ohne Knochen
- ½ Teelöffel Zwiebelpulver
- 2 Teelöffel süßer Paprika
- ½ Tasse Zitronensaft
- Salz und schwarzer Pfeffer nach Geschmack
- 5 Tassen Babyspinat
- 8 Erdbeeren, in Scheiben geschnitten
- 1 kleine rote Zwiebel, in Scheiben geschnitten
- 2 Esslöffel Balsamico-Essig
- 1 Avocado, entkernt, geschält und gehackt
- ¼ Tasse Olivenöl
- 1 Esslöffel Estragon, gehackt

Richtungen:

1. Das Huhn in eine Schüssel geben, Zitronensaft, Petersilie, Zwiebelpulver und Paprika hinzufügen und werfen.

2. Übertragen Sie das Huhn in Ihre Luftfritteuse und kochen Sie es 12 Minuten lang bei 360 Grad Fahrenheit.

3. In einer Schüssel Spinat, Zwiebel, Erdbeeren und Avocado mischen und verrühren.

4. In einer anderen Schüssel Öl mit Essig, Salz, Pfeffer und Estragon mischen, gut verquirlen, zum Salat geben und verrühren.

5. Hähnchen auf Teller verteilen, Spinatsalat dazugeben und servieren.

Genießen!

Ernährung: Kalorien 240, Fett 5, Ballaststoffe 13, Kohlenhydrate 25, Protein 22

Hühnchen-Kastanien-Mix

Zubereitungszeit: 10 Minuten Garzeit: 12 Minuten Portionen: 2

Zutaten:

- ½ Pfund Hühnchenstücke
- 1 kleine gelbe Zwiebel, gehackt
- 2 Teelöffel Knoblauch, gehackt
- Eine Prise Ingwer, gerieben
- Eine Prise Piment, gemahlen
- 4 Esslöffel Wasserkastanien
- 2 Esslöffel Sojasauce
- 2 Esslöffel Hühnerbrühe
- 2 Esslöffel Balsamico-Essig
- 2 Tortillas zum Servieren

Richtungen:

1. Mischen Sie in einer Pfanne, die zu Ihrer Luftfritteuse passt, Hühnerfleisch mit Zwiebeln, Knoblauch, Ingwer, Piment, Kastanien, Sojasauce, Brühe und Essig, rühren Sie um, geben Sie sie in Ihre Luftfritteuse und kochen Sie sie 12 Minuten lang bei 360 ° F.

2. Alles auf Teller verteilen und servieren.

Ernährung: Kalorien 301, Fett 12, Ballaststoffe 7, Kohlenhydrate 24, Protein 12

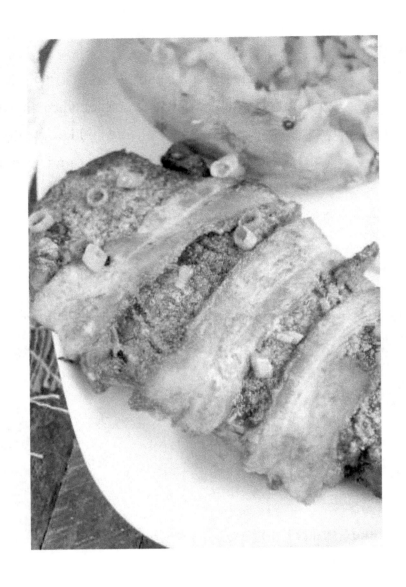

Apfelwein glasiertes Huhn

Zubereitungszeit: 10 Minuten Garzeit: 14 Minuten Portionen: 4

Zutaten:

- 1 Süßkartoffel, gewürfelt
- 2 Äpfel, entkernt und in Scheiben geschnitten
- 1 Esslöffel Olivenöl
- 1 Esslöffel Rosmarin, gehackt
- Salz und schwarzer Pfeffer nach Geschmack
- 6 Hähnchenschenkel, Knochen und Haut an
- 2/3 Tasse Apfelwein
- 1 Esslöffel Senf
- 2 Esslöffel Honig
- 1 Esslöffel Butter

Richtungen:

1. Erhitzen Sie eine Pfanne, die zu Ihrer Luftfritteuse passt, mit der Hälfte des Öls bei mittlerer Hitze, fügen Sie Apfelwein, Honig, Butter und Senf hinzu, verquirlen Sie sie gut, lassen Sie sie köcheln, nehmen Sie die Hitze ab, fügen Sie Hühnchen hinzu und werfen Sie sie richtig gut.

2. In einer Schüssel Kartoffelwürfel mit Rosmarin, Äpfeln, Salz, Pfeffer und dem Rest des Öls mischen, gut umrühren und zur Hühnermischung geben.

3. Stellen Sie die Pfanne in Ihre Luftfritteuse und kochen Sie sie 14 Minuten lang bei 390 Grad Fahrenheit.

4. Alles auf Teller verteilen und servieren.

Genießen!

Ernährung: Kalorien 241, Fett 7, Ballaststoffe 12, Kohlenhydrate 28, Protein 22

Veggie Gefüllte Hähnchenbrust

Zubereitungszeit: 10 Minuten Garzeit: 15 Minuten Portionen: 4

Zutaten:

- 4 Hähnchenbrust, ohne Haut und ohne Knochen
- 2 Esslöffel Olivenöl
- Salz und schwarzer Pfeffer nach Geschmack
- 1 Zucchini, gehackt
- 1 Teelöffel italienisches Gewürz
- 2 gelbe Paprika, gehackt
- 3 Tomaten, gehackt
- 1 rote Zwiebel, gehackt
- 1 Tasse Mozzarella, zerkleinert

Richtungen:

1. Mischen Sie einen Schlitz auf jeder Hühnerbrust, um eine Tasche zu bilden, würzen Sie mit Salz und Pfeffer und reiben Sie sie mit Olivenöl ein.
2. In einer Schüssel Zucchini mit italienischem Gewürz, Paprika, Tomaten und Zwiebeln mischen und umrühren.

127

3. Füllen Sie Hähnchenbrust mit dieser Mischung, streuen Sie Mozzarella darüber, legen Sie sie in den Korb Ihrer Luftfritteuse und kochen Sie sie 15 Minuten lang bei 350 Grad Fahrenheit.
4. Auf Teller verteilen und servieren.

Genießen!

Ernährung: Kalorien 300, Fett 12, Ballaststoffe 7, Kohlenhydrate 22, Protein 18

Griechisches Huhn

Zubereitungszeit: 10 Minuten Garzeit: 15 Minuten Portionen: 4

Zutaten:

- 2 Esslöffel Olivenöl
- Saft aus 1 Zitrone
- 1 Teelöffel Oregano, getrocknet
- 3 gehackte Knoblauchzehen
- 1 Pfund Hühnerschenkel
- Salz und schwarzer Pfeffer nach Geschmack
- ½ Pfund Spargel, getrimmt
- 1 Zucchini, grob gehackt
- 1 Zitrone in Scheiben geschnitten

Richtungen:

1. Mischen Sie in einer hitzebeständigen Schüssel, die zu Ihrer Luftfritteuse passt, Hühnchenstücke mit Öl, Zitronensaft, Oregano, Knoblauch, Salz, Pfeffer, Spargel, Zucchini und Zitronenscheiben, werfen Sie sie hinein, geben Sie sie in eine vorgeheizte Luftfritteuse und kochen Sie sie 15 Minuten lang bei 38 ° C. Protokoll.

2. Alles auf Teller verteilen und servieren.

Genießen!

Ernährung: Kalorien 300, Fett 8, Ballaststoffe 12, Kohlenhydrate 20, Protein 18

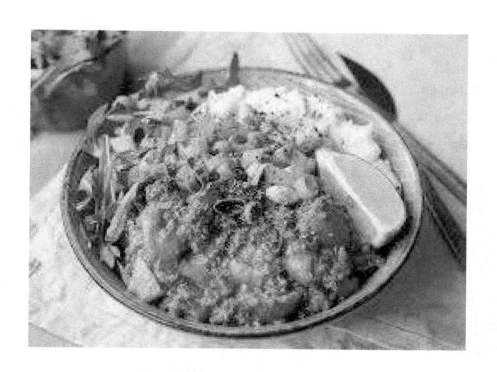

Entenbrust mit Rotwein und Orangensauce

Zubereitungszeit: 10 Minuten Garzeit: 35 Minuten Portionen: 4

Zutaten:

- ½ Tasse Honig
- 2 Tassen Orangensaft
- 4 Tassen Rotwein
- 2 Esslöffel Sherryessig
- 2 Tassen Hühnerbrühe
- 2 Teelöffel Kürbiskuchengewürz
- 2 Esslöffel Butter
- 2 Entenbrüste, Haut auf und halbiert
- 2 Esslöffel Olivenöl
- Salz und schwarzer Pfeffer nach Geschmack

Richtungen:

1. Eine Pfanne mit dem Orangensaft bei mittlerer Hitze erhitzen, Honig hinzufügen, gut umrühren und 10 Minuten kochen lassen.

2. Wein, Essig, Brühe, Kuchengewürz und Butter hinzufügen, gut umrühren, weitere 10 Minuten kochen lassen und Hitze abnehmen.

3. Entenbrust mit Salz und Pfeffer würzen, mit Olivenöl einreiben, in eine vorgeheizte Luftfritteuse bei 370 ° F legen und auf jeder Seite 7 Minuten kochen lassen.

4. Entenbrust auf Teller verteilen, Wein und Orangensaft darüber träufeln und sofort servieren.

Genießen!

Ernährung: Kalorien 300, Fett 8, Ballaststoffe 12, Kohlenhydrate 24, Protein 11

Entenbrust mit Feigensauce

Zubereitungszeit: 10 Minuten Garzeit: 20 Minuten Portionen: 4

Zutaten:

- 2 Entenbrüste, Haut auf, halbiert
- 1 Esslöffel Olivenöl
- ½ Teelöffel Thymian, gehackt
- ½ Teelöffel Knoblauchpulver
- ¼ Teelöffel süßer Paprika
- Salz und schwarzer Pfeffer nach Geschmack
- 1 Tasse Rinderbrühe
- 3 Esslöffel Butter, geschmolzen
- 1 Schalotte, gehackt
- ½ Tasse Portwein
- 4 Esslöffel Feigenkonserven
- 1 Esslöffel Weißmehl

Richtungen:

1. Würzen Sie die Entenbrust mit Salz und Pfeffer, beträufeln Sie die Hälfte der geschmolzenen Butter, reiben Sie sie gut ein, legen Sie sie in den Korb Ihrer Luftfritteuse und kochen Sie sie auf jeder Seite 5 Minuten lang bei 350 Grad Fahrenheit.

2. In der Zwischenzeit eine Pfanne mit dem Olivenöl und dem Rest der Butter bei mittlerer Hitze erhitzen, Schalotten hinzufügen, umrühren und 2 Minuten kochen lassen.

3. Thymian, Knoblauchpulver, Paprika, Brühe, Salz, Pfeffer, Wein und Feigen hinzufügen, umrühren und 7-8 Minuten kochen lassen.

4. Mehl hinzufügen, gut umrühren, kochen, bis die Sauce etwas dicker wird, und Hitze abnehmen.

5. Entenbrust auf Teller verteilen, Feigen-Sauce darüber träufeln und servieren.

Genießen!

Ernährung: Kalorien 246, Fett 12, Ballaststoffe 4, Kohlenhydrate 22, Protein 3

Entenbrust und Himbeersauce

Zubereitungszeit: 10 Minuten Garzeit: 15 Minuten Portionen: 4

Zutaten:

- 2 Entenbrüste, Haut auf und geritzt
- Salz und schwarzer Pfeffer nach Geschmack
- Kochspray
- ½ Teelöffel Zimtpulver
- ½ Tasse Himbeeren
- 1 Esslöffel Zucker
- 1 Teelöffel Rotweinessig
- ½ Tasse Wasser

Richtungen:

1. Entenbrust mit Salz und Pfeffer würzen, mit Kochspray einsprühen, mit der Haut nach unten in die vorgeheizte Luftfritteuse legen und 10 Minuten bei 350 Grad Celsius kochen.

2. Eine Pfanne mit Wasser bei mittlerer Hitze erhitzen, Himbeeren, Zimt, Zucker und Wein hinzufügen, umrühren, zum Kochen bringen, in den Mixer geben, pürieren und in die Pfanne zurückkehren.

3. Fügen Sie Entenbrust der Luftfritteuse hinzu, um sie ebenfalls zu schwenken, um sie zu beschichten, auf Teller zu verteilen und sofort zu servieren.

Genießen!

Ernährung: Kalorien 456, Fett 22, Ballaststoffe 4, Kohlenhydrate 14, Protein 45

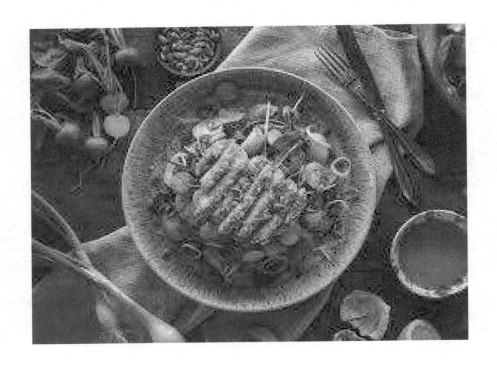

Ente und Kirschen

Zubereitungszeit: 10 Minuten Garzeit: 20 Minuten Portionen: 4

Zutaten:

- ½ Tasse) Zucker
- ¼ Tasse Honig
- 1/3 Tasse Balsamico-Essig
- 1 Teelöffel Knoblauch, gehackt
- 1 Esslöffel Ingwer, gerieben
- 1 Teelöffel Kreuzkümmel, gemahlen
- ½ Teelöffel Nelke, gemahlen
- ½ Teelöffel Zimtpulver
- 4 Salbeiblätter, gehackt
- 1 Jalapeno, gehackt
- 2 Tassen Rhabarber, in Scheiben geschnitten
- ½ Tasse gelbe Zwiebel, gehackt
- 2 Tassen Kirschen, entkernt
- 4 Entenbrüste, ohne Knochen, Haut an und geritzt
- Salz und schwarzer Pfeffer nach Geschmack

Richtungen:

1. Würzen Sie die Entenbrust mit Salz und Pfeffer, legen Sie sie in Ihre Luftfritteuse und kochen Sie sie auf jeder Seite 5 Minuten lang bei 350 Grad Fahrenheit.

2. In der Zwischenzeit eine Pfanne bei mittlerer Hitze erhitzen, Zucker, Honig, Essig, Knoblauch, Ingwer, Kreuzkümmel, Nelke, Zimt, Salbei, Jalapeno, Rhabarber, Zwiebel und Kirschen hinzufügen, umrühren, zum Kochen bringen und 10 Minuten kochen lassen.

3. Entenbrust hinzufügen, gut umrühren, alles auf Teller verteilen und servieren.

Genießen!

Ernährung: Kalorien 456, Fett 13, Ballaststoffe 4, Kohlenhydrate 64, Protein 31

Leichte Entenbrüste

Zubereitungszeit: 10 Minuten Garzeit: 15 Minuten Portionen: 4

Zutaten:

- 4 Entenbrüste, ohne Haut und ohne Knochen
- 4 Knoblauchzehen, geschält, Spitzen abgeschnitten und geviertelt
- 2 Esslöffel Zitronensaft
- Salz und schwarzer Pfeffer nach Geschmack
- ½ Teelöffel Zitronenpfeffer
- 1 und ½ Esslöffel Olivenöl

Richtungen:

1. In einer Schüssel Entenbrust mit Knoblauch, Zitronensaft, Salz, Pfeffer, Zitronenpfeffer und Olivenöl mischen und alles wegwerfen.

2. Übertragen Sie Ente und Knoblauch in Ihre Luftfritteuse und kochen Sie sie 15 Minuten lang bei 350 Grad Fahrenheit.

3. Entenbrust und Knoblauch auf Teller verteilen und servieren.

Genießen!

Ernährung: Kalorien 200, Fett 7, Faser 1, Kohlenhydrate 11, Protein 17

Enten-Tee-Sauce

Zubereitungszeit: 10 Minuten Garzeit: 20 Minuten Portionen: 4

Zutaten:

- 2 Entenbrusthälften ohne Knochen
- 2 und ¼ Tasse Hühnerbrühe
- ¾ Tasse Schalotte, gehackt
- 1 und ½ Tasse Orangensaft
- Salz und schwarzer Pfeffer nach Geschmack
- 3 Teelöffel Earl Grey Teeblätter
- 3 Esslöffel Butter, geschmolzen
- 1 Esslöffel Honig

Richtungen:

1. Entenbrusthälften mit Salz und Pfeffer würzen, in eine vorgeheizte Luftfritteuse geben und 10 Minuten bei 360 Grad Celsius kochen.

2. In der Zwischenzeit eine Pfanne mit der Butter bei mittlerer Hitze erhitzen, Schalotten hinzufügen, umrühren und 2-3 Minuten kochen lassen.

3. Brühe hinzufügen, umrühren und eine weitere Minute kochen lassen.

4. Orangensaft, Teeblätter und Honig hinzufügen, umrühren, weitere 2-3 Minuten kochen lassen und in eine Schüssel geben.

5. Ente auf Teller verteilen, Teesauce darüber träufeln und servieren.

Genießen!

Ernährung: Kalorien 228, Fett 11, Ballaststoffe 2, Kohlenhydrate 20, Protein 12

Marinierte Entenbrüste

Zubereitungszeit: 1 Tag Garzeit: 15 Minuten Portionen: 2

Zutaten:

- 2 Entenbrüste
- 1 Tasse Weißwein
- ¼ Tasse Sojasauce
- 2 gehackte Knoblauchzehen
- 6 Estragonfedern
- Salz und schwarzer Pfeffer nach Geschmack
- 1 Esslöffel Butter
- ¼ Tasse Sherrywein

Richtungen:

1. In einer Schüssel Entenbrust mit Weißwein, Sojasauce, Knoblauch, Estragon, Salz und Pfeffer mischen, gut umrühren und 1 Tag im Kühlschrank aufbewahren.

2. Übertragen Sie Entenbrüste in Ihre vorgeheizte Luftfritteuse bei 350 Grad Fahrenheit und kochen Sie sie 10 Minuten lang, wobei Sie sie zur Hälfte umdrehen.

3. In der Zwischenzeit die Marinade in eine Pfanne geben, bei mittlerer Hitze erhitzen, Butter und Sherry

hinzufügen, umrühren, zum Kochen bringen, 5 Minuten
kochen lassen und die Hitze abnehmen.

4. Entenbrust auf Teller verteilen, Sauce darüber träufeln
    und servieren.

Genießen!

Ernährung: Kalorien 475, Fett 12, Ballaststoffe 3, Kohlenhydrate
10, Protein 48

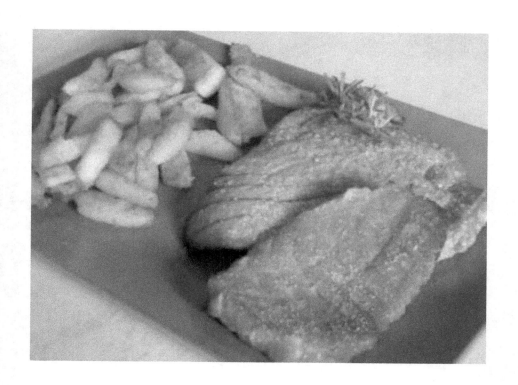

Hähnchenbrust mit Passionsfruchtsauce

Zubereitungszeit: 10 Minuten Garzeit: 10 Minuten Portionen: 4

Zutaten:

- 4 Hähnchenbrust
- Salz und schwarzer Pfeffer nach Geschmack
- 4 Passionsfrüchte, halbiert, entkernt und Fruchtfleisch reserviert
- 1 Esslöffel Whisky
- 2 Sterne Anis
- 2 Unzen Ahornsirup
- 1 Bund Schnittlauch, gehackt

Richtungen:

1. Eine Pfanne mit dem Passionsfruchtfleisch bei mittlerer Hitze erhitzen, Whisky, Sternanis, Ahornsirup und Schnittlauch hinzufügen, gut umrühren, 5-6 Minuten köcheln lassen und die Hitze abnehmen.

2. Würzen Sie das Huhn mit Salz und Pfeffer, legen Sie es in eine vorgeheizte Luftfritteuse und kochen Sie es 10 Minuten lang bei 360 Grad Fahrenheit.

3. Das Huhn auf Teller verteilen, die Sauce etwas erhitzen, über das Huhn träufeln und servieren.

Genießen!

Ernährung: Kalorien 374, Fett 8, Ballaststoffe 22, Kohlenhydrate 34, Protein 37

Hähnchenbrust und BBQ Chili Sauce

Zubereitungszeit: 10 Minuten Garzeit: 20 Minuten Portionen: 6

Zutaten:

- 2 Tassen Chilisauce
- 2 Tassen Ketchup
- 1 Tasse Birnengelee
- ¼ Tasse Honig
- ½ Teelöffel Flüssigrauch
- 1 Teelöffel Chilipulver
- 1 Teelöffel Senfpulver
- 1 Teelöffel süßer Paprika
- Salz und schwarzer Pfeffer nach Geschmack
- 1 Teelöffel Knoblauchpulver
- 6 Hähnchenbrust, ohne Haut und ohne Knochen

Richtungen:

1. Hähnchenbrust mit Salz und Pfeffer würzen, in eine vorgeheizte Luftfritteuse geben und 10 Minuten bei 350 Grad Celsius kochen.

2. In der Zwischenzeit eine Pfanne mit der Chilisauce bei mittlerer Hitze erhitzen, Ketchup, Birnengelee, Honig, Flüssigrauch, Chilipulver, Senfpulver, süßen Paprika, Salz, Pfeffer und Knoblauchpulver hinzufügen, umrühren, zum Kochen bringen und kochen für 10 Minuten.

3. Luft gebratene Hähnchenbrust hinzufügen, gut umrühren, auf Teller verteilen und servieren.

Genießen!

Ernährung: Kalorien 473, Fett 13, Faser 7, Kohlenhydrate 39, Protein 33

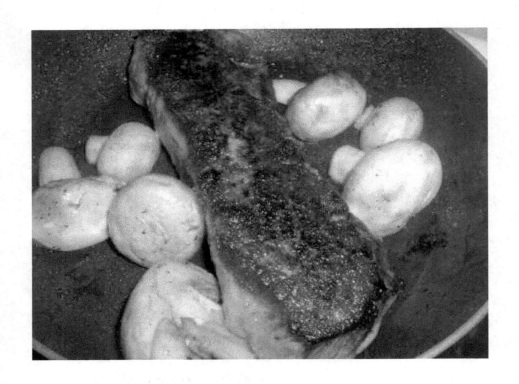

Entenbrust und Mangomischung

Zubereitungszeit: 1 Stunde Garzeit: 10 Minuten Portionen: 4

Zutaten:

- 4 Entenbrüste
- 1 ½ Esslöffel Zitronengras, gehackt
- 3 Esslöffel Zitronensaft
- 2 Esslöffel Olivenöl
- Salz und schwarzer Pfeffer nach Geschmack
- 3 gehackte Knoblauchzehen

Für die Mangomischung:

- 1 Mango, geschält und gehackt
- 1 Esslöffel Koriander, gehackt
- 1 rote Zwiebel, gehackt
- 1 Esslöffel süße Chilisauce
- 1 und ½ Esslöffel Zitronensaft
- 1 Teelöffel Ingwer, gerieben
- ¾ Teelöffel Zucker

Richtungen:

1. In einer Schüssel Entenbrust mit Salz, Pfeffer, Zitronengras, 3 Esslöffel Zitronensaft, Olivenöl und Knoblauch mischen, gut umrühren, 1 Stunde im Kühlschrank aufbewahren, in die Luftfritteuse geben und 10 Minuten bei 360 ° F kochen. einmal umdrehen.

2. In einer Schüssel Mango mit Koriander, Zwiebel, Chilisauce, Zitronensaft, Ingwer und Zucker mischen und gut verrühren.

3. Ente auf Teller verteilen, Mangomischung dazugeben und servieren.

Genießen!

Ernährung: Kalorien 465, Fett 11, Ballaststoffe 4, Kohlenhydrate 29, Protein 38

Schneller cremiger Hühnerauflauf

Zubereitungszeit: 10 Minuten Garzeit: 12 Minuten Portionen: 4

Zutaten:

- 10 Unzen Spinat, gehackt
- 4 Esslöffel Butter
- 3 Esslöffel Mehl
- 1 und ½ Tassen Milch
- ½ Tasse Parmesan, gerieben
- ½ Tasse Sahne
- Salz und schwarzer Pfeffer nach Geschmack
- 2 Tasse Hähnchenbrust, ohne Haut, ohne Knochen und gewürfelt
- 1 Tasse Semmelbrösel

Richtungen:

1. Eine Pfanne mit der Butter bei mittlerer Hitze erhitzen, Mehl hinzufügen und gut umrühren.
2. Milch, Sahne und Parmesan hinzufügen, gut umrühren, noch 1-2 Minuten kochen lassen und Hitze abnehmen.

3. In einer Pfanne, die zu Ihrer Luftfritteuse passt, Hühnchen und Spinat verteilen.

4. Salz und Pfeffer hinzufügen und werfen.

5. Fügen Sie die Sahnemischung hinzu und verteilen Sie sie, streuen Sie die Semmelbrösel darüber, geben Sie sie in Ihre Luftfritteuse und kochen Sie sie 12 Minuten lang bei 350 ° C.

6. Hähnchen-Spinat-Mischung auf Teller verteilen und servieren.

Genießen!

Ernährung: Kalorien 321, Fett 9, Ballaststoffe 12, Kohlenhydrate 22, Protein 17

Huhn und Pfirsiche

Zubereitungszeit: 10 Minuten Garzeit: 30 Minuten Portionen: 6

Zutaten:

- 1 ganzes Huhn, in mittlere Stücke geschnitten
- ¾ Tasse Wasser
- 1/3 Tasse Honig
- Salz und schwarzer Pfeffer nach Geschmack
- ¼ Tasse Olivenöl
- 4 Pfirsiche, halbiert

Richtungen:

1. Das Wasser in einen Topf geben, bei mittlerer Hitze zum Kochen bringen, Honig hinzufügen, gut verquirlen und beiseite stellen.
2. Reiben Sie die Hühnchenstücke mit dem Öl ein, würzen Sie sie mit Salz und Pfeffer, legen Sie sie in den Korb Ihrer Luftfritteuse und kochen Sie sie 10 Minuten lang bei 350 Grad Fahrenheit.
3. Das Huhn mit etwas Honigmischung bestreichen, weitere 6 Minuten kochen lassen, erneut umdrehen,

noch einmal mit der Honigmischung bestreichen und weitere 7 Minuten kochen.

4. Hähnchenstücke auf Teller verteilen und warm halten.

5. Pfirsiche mit den Resten der Honigmarinade bestreichen, in die Luftfritteuse legen und 3 Minuten kochen lassen.

6. Auf Teller neben Hühnchenstücken verteilen und servieren.

Genießen!

Ernährung: Kalorien 430, Fett 14, Ballaststoffe 3, Kohlenhydrate 15, Protein 20

Tee glasiertes Huhn

Zubereitungszeit: 10 Minuten Garzeit: 30 Minuten Portionen: 6

Zutaten:

- ½ Tasse Aprikosenkonserven
- ½ Tasse Ananaskonserven
- 6 Hähnchenschenkel
- 1 Tasse heißes Wasser
- 6 schwarze Teebeutel
- 1 Esslöffel Sojasauce
- 1 Zwiebel, gehackt
- ¼ Teelöffel rote Pfefferflocken
- 1 Esslöffel Olivenöl
- Salz und schwarzer Pfeffer nach Geschmack
- 6 Hähnchenschenkel

Richtungen:

1. Das heiße Wasser in eine Schüssel geben, Teebeutel hinzufügen, 10 Minuten abgedeckt beiseite stellen, Beutel am Ende wegwerfen und Tee in eine andere Schüssel geben.

2. Fügen Sie Sojasauce, Pfefferflocken, Aprikosen- und Ananaskonserven hinzu, verquirlen Sie gut und nehmen Sie die Hitze ab.

3. Würzen Sie das Huhn mit Salz und Pfeffer, reiben Sie es mit Öl ein, legen Sie es in Ihre Luftfritteuse und kochen Sie es 5 Minuten lang bei 350 Grad Fahrenheit.

4. Verteilen Sie die Zwiebel auf dem Boden einer Auflaufform, die zu Ihrer Luftfritteuse passt, fügen Sie Hühnchenstücke hinzu, beträufeln Sie die Teeglasur darüber, geben Sie sie in Ihre Luftfritteuse und kochen Sie sie 25 Minuten lang bei 320 Grad Fahrenheit.

5. Alles auf Teller verteilen und servieren.

Genießen!

Ernährung: Kalorien 298, Fett 14, Faser 1, Kohlenhydrate 14, Protein 30

Hühnchen-Radieschen-Mix

Zubereitungszeit: 10 Minuten Garzeit: 30 Minuten Portionen: 4

Zutaten:

- 4 Hühnersachen, mit Knochen
- Salz und schwarzer Pfeffer nach Geschmack
- 1 Esslöffel Olivenöl
- 1 Tasse Hühnerbrühe
- 6 Radieschen, halbiert
- 1 Teelöffel Zucker
- 3 Karotten, in dünne Stangen geschnitten
- 2 Esslöffel Schnittlauch, gehackt

Richtungen:

1. Erhitzen Sie eine Pfanne, die zu Ihrer Luftfritteuse passt, bei mittlerer Hitze, fügen Sie Brühe, Karotten, Zucker und Radieschen hinzu, rühren Sie sie vorsichtig um, reduzieren Sie die Hitze auf mittel, decken Sie den Topf teilweise ab und köcheln Sie 20 Minuten lang.

2. Reiben Sie das Huhn mit Olivenöl ein, würzen Sie es mit Salz und Pfeffer, legen Sie es in Ihre Luftfritteuse und kochen Sie es 4 Minuten lang bei 350 Grad Fahrenheit.

3. Fügen Sie Huhn zur Radieschenmischung hinzu, werfen Sie, werfen Sie alles in Ihre Luftfritteuse, kochen Sie für 4 Minuten mehr, teilen Sie auf Teller und servieren Sie.

Genießen!

Ernährung: Kalorien 237, Fett 10, Ballaststoffe 4, Kohlenhydrate 19, Protein 29

Air Fryer Fleisch Rezepte

Aromatisiertes Rib Eye Steak

Zubereitungszeit: 10 Minuten Garzeit: 20 Minuten Portionen: 4

Zutaten:

- 2 Pfund Rib-Eye-Steak
- Salz und schwarzer Pfeffer nach Geschmack
- 1 Esslöffel Olivenöl

Für die Reibung:

- 3 Esslöffel süßer Paprika
- 2 Esslöffel Zwiebelpulver
- 2 Esslöffel Knoblauchpulver
- 1 Esslöffel brauner Zucker
- 2 Esslöffel Oregano, getrocknet
- 1 Esslöffel Kreuzkümmel, gemahlen
- 1 Esslöffel Rosmarin, getrocknet

Richtungen:

1. Mischen Sie in einer Schüssel Paprika mit Zwiebel-Knoblauch-Pulver, Zucker, Oregano, Rosmarin, Salz, Pfeffer und Kreuzkümmel, rühren Sie das Steak um und reiben Sie es mit dieser Mischung ein.

2. Würzen Sie das Steak mit Salz und Pfeffer, reiben Sie es erneut mit dem Öl ein, legen Sie es in Ihre Luftfritteuse und kochen Sie es 20 Minuten lang bei 400 Grad Fahrenheit.

3. Das Steak auf ein Schneidebrett geben, in Scheiben schneiden und mit einem Beilagensalat servieren.

Genießen!

Ernährung: Kalorien 320, Fett 8, Ballaststoffe 7, Kohlenhydrate 22, Protein 21

Chinesisches Steak und Brokkoli

Zubereitungszeit: 45 Minuten Garzeit: 12 Minuten Portionen: 4

Zutaten:

- ¾ Pfund rundes Steak, in Streifen schneiden
- 1 Pfund Brokkoliröschen
- 1/3 Tasse Austernsauce
- 2 Teelöffel Sesamöl
- 1 Teelöffel Sojasauce
- 1 Teelöffel Zucker
- 1/3 Tasse Sherry
- 1 Esslöffel Olivenöl
- 1 Knoblauchzehe, gehackt

Richtungen:

1. In einer Schüssel Sesamöl mit Austernsauce, Sojasauce, Sherry und Zucker mischen, gut umrühren, Rindfleisch hinzufügen, werfen und 30 Minuten ruhen lassen.

2. Übertragen Sie Rindfleisch in eine Pfanne, die zu Ihrer Luftfritteuse passt, fügen Sie auch Brokkoli, Knoblauch und Öl hinzu, werfen Sie alles und kochen Sie es 12 Minuten lang bei 38 ° C.

3. Auf Teller verteilen und servieren.

Genießen!

Ernährung: Kalorien 330, Fett 12, Ballaststoffe 7, Kohlenhydrate 23, Protein 23

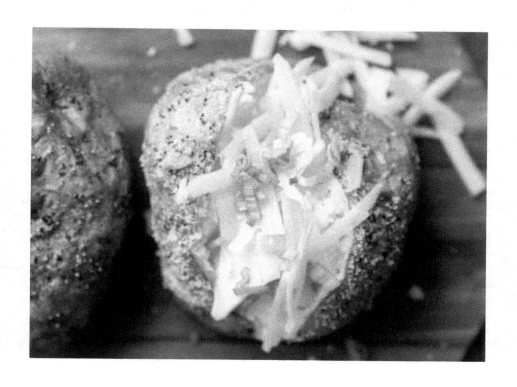

Provenzales Schweinefleisch

Zubereitungszeit: 10 Minuten Garzeit: 15 Minuten Portionen: 2

Zutaten:

- 1 rote Zwiebel, in Scheiben geschnitten
- 1 gelbe Paprika, in Streifen geschnitten
- 1 grüne Paprika, in Streifen geschnitten
- Salz und schwarzer Pfeffer nach Geschmack
- 2 Teelöffel provenzalische Kräuter
- ½ Esslöffel Senf
- 1 Esslöffel Olivenöl
- 7 Unzen Schweinefilet

Richtungen:

1. In einer Auflaufform, die zu Ihrer Luftfritteuse passt, gelben Paprika mit grünem Paprika, Zwiebeln, Salz, Pfeffer, provenzalischen Kräutern und der Hälfte des Öls mischen und gut verrühren.

2. Das Schweinefleisch mit Salz, Pfeffer, Senf und dem Rest des Öls würzen, gut umrühren und zum Gemüse geben.

3. Stellen Sie alles in Ihre Luftfritteuse, kochen Sie es 15 Minuten lang bei 370 Grad Fahrenheit, verteilen Sie es auf Teller und servieren Sie es.

Genießen!

Ernährung: Kalorien 300, Fett 8, Ballaststoffe 7, Kohlenhydrate 21, Protein 23

Beef S Ausflüge mit Erbsen und Pilzen

Zubereitungszeit: 10 Minuten Garzeit: 22 Minuten Portionen: 2

Zutaten:

- 2 Rindersteaks in Streifen schneiden
- Salz und schwarzer Pfeffer nach Geschmack
- 7 Unzen Schneeerbsen
- 8 Unzen weiße Pilze, halbiert
- 1 gelbe Zwiebel, in Ringe geschnitten
- 2 Esslöffel Sojasauce
- 1 Teelöffel Olivenöl

Richtungen:

1. In einer Schüssel Olivenöl mit Sojasauce mischen, verquirlen, Rindfleischstreifen hinzufügen und verrühren.

2. Mischen Sie in einer anderen Schüssel Erbsen, Zwiebeln und Pilze mit Salz, Pfeffer und dem Öl, werfen Sie sie gut um, geben Sie sie in eine Pfanne, die zu Ihrer Luftfritteuse passt, und kochen Sie sie 16 Minuten lang bei 350 Grad Fahrenheit.

3. Fügen Sie Rindfleischstreifen ebenfalls zur Pfanne hinzu und kochen Sie weitere 6 Minuten bei 400 Grad Fahrenheit.

4. Alles auf Teller verteilen und servieren.

Genießen!

Ernährung: Kalorien 235, Fett 8, Ballaststoffe 2, Kohlenhydrate 22, Protein 24

Knoblauch Lammkoteletts

Zubereitungszeit: 10 Minuten Garzeit: 10 Minuten Portionen: 4

Zutaten:

- 3 Esslöffel Olivenöl
- 8 Lammkoteletts
- Salz und schwarzer Pfeffer nach Geschmack
- 4 gehackte Knoblauchzehen
- 1 Esslöffel Oregano, gehackt
- 1 Esslöffel Koriander, gehackt

Richtungen:

1. In einer Schüssel Oregano mit Salz, Pfeffer, Öl, Knoblauch und Lammkoteletts mischen und zum Überziehen werfen.

2. Übertragen Sie Lammkoteletts in Ihre Luftfritteuse und kochen Sie sie 10 Minuten lang bei 400 Grad Fahrenheit.

3. Lammkoteletts auf Teller verteilen und mit einem Beilagensalat servieren.

Genießen!

Ernährung: Kalorien 231, Fett 7, Ballaststoffe 5, Kohlenhydrate 14, Protein 23

Knuspriges Lamm

Zubereitungszeit: 10 Minuten Garzeit: 30 Minuten Portionen: 4

Zutaten:

- 1 Esslöffel Semmelbrösel
- 2 Esslöffel Macadamianüsse, geröstet und zerkleinert
- 1 Esslöffel Olivenöl
- 1 Knoblauchzehe, gehackt
- 28 Unzen Lammkarree
- Salz und schwarzer Pfeffer nach Geschmack
- 1 Ei,
- 1 Esslöffel Rosmarin, gehackt

Richtungen:

1. In einer Schüssel Öl mit Knoblauch mischen und gut umrühren.

2. Lammfleisch mit Salz, Pfeffer würzen und mit dem Öl bestreichen.

3. In einer anderen Schüssel Nüsse mit Semmelbröseln und Rosmarin mischen.

4. Das Ei in eine separate Schüssel geben und gut verquirlen.

5. Tauchen Sie Lammfleisch in Ei, dann in Macadamia-Mix, legen Sie es in den Korb Ihrer Luftfritteuse, kochen Sie es bei 360 ° F und kochen Sie es 25 Minuten lang, erhöhen Sie die Hitze auf 400 ° F und kochen Sie es weitere 5 Minuten lang.

6. Auf Teller verteilen und sofort servieren.

Genießen!

Ernährung: Kalorien 230, Fett 2, Ballaststoffe 2, Kohlenhydrate 10, Protein 12

Indisches Schweinefleisch

Zubereitungszeit: 35 Minuten Garzeit: 10 Minuten Portionen: 4

Zutaten:

- 1 Teelöffel Ingwerpulver
- 2 Teelöffel Chilipaste
- 2 gehackte Knoblauchzehen
- 14 Unzen Schweinekoteletts, gewürfelt
- 1 Schalotte, gehackt
- 1 Teelöffel Koriander, gemahlen
- 7 Unzen Kokosmilch
- 2 Esslöffel Olivenöl
- 3 Unzen Erdnüsse, gemahlen
- 3 Esslöffel Sojasauce
- Salz und schwarzer Pfeffer nach Geschmack

Richtungen:

1. In einer Schüssel Ingwer mit 1 Teelöffel Chilipaste, der Hälfte des Knoblauchs, der Hälfte der Sojasauce und der Hälfte des Öls mischen, verquirlen, Fleisch hinzufügen, werfen und 10 Minuten ruhen lassen.

2. Übertragen Sie Fleisch in den Korb Ihrer Luftfritteuse und kochen Sie es 12 Minuten lang bei 400 Grad Fahrenheit.

3. In der Zwischenzeit eine Pfanne mit dem Rest des Öls bei mittlerer Hitze erhitzen, Schalotte, den Rest des Knoblauchs, Korianders, Kokosmilch, den Rest der Erdnüsse, den Rest der Chilipaste und den Rest der Sojasauce hinzufügen rühren und 5 Minuten kochen lassen.

4. Schweinefleisch auf Teller verteilen, Kokosnussmischung darauf verteilen und servieren.

Genießen!

Ernährung: Kalorien 423, Fett 11, Ballaststoffe 4, Kohlenhydrate 42, Protein 18

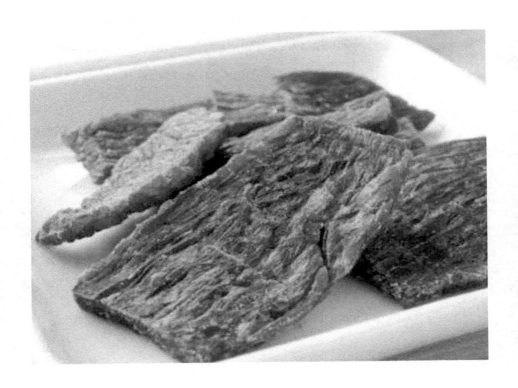

Lamm und cremiger Rosenkohl

Zubereitungszeit: 10 Minuten Garzeit: 1 Stunde und 10 Minuten Portionen: 4

Zutaten:

- 2 Pfund Lammkeule, erzielt
- 2 Esslöffel Olivenöl
- 1 Esslöffel Rosmarin, gehackt
- 1 Esslöffel Zitronenthymian, gehackt
- 1 Knoblauchzehe, gehackt
- 1 und ½ Pfund Rosenkohl, getrimmt
- 1 Esslöffel Butter, geschmolzen
- ½ Tasse saure Sahne
- Salz und schwarzer Pfeffer nach Geschmack

Richtungen:

1. Lammkeule mit Salz, Pfeffer, Thymian und Rosmarin würzen, mit Öl bestreichen, in den Korb Ihrer Luftfritteuse legen, 1 Stunde bei 300 ° F kochen, auf einen Teller geben und warm halten.

2. Mischen Sie in einer Pfanne, die zu Ihrer Luftfritteuse passt, Rosenkohl mit Salz, Pfeffer, Knoblauch, Butter und Sauerrahm, werfen Sie ihn hinein, legen Sie ihn in Ihre Luftfritteuse und kochen Sie ihn 10 Minuten lang bei 400 Grad Fahrenheit.

3. Lammfleisch auf Teller verteilen, Rosenkohl dazugeben und servieren.

Genießen!

Ernährung: Kalorien 440, Fett 23, Faser 0, Kohlenhydrate 2, Protein 49

Rinderfilets mit Knoblauch Mayo

Zubereitungszeit: 10 Minuten Garzeit: 40 Minuten Portionen: 8

Zutaten:

- 1 Tasse Mayonnaise
- 1/3 Tasse saure Sahne
- 2 gehackte Knoblauchzehen
- 3 Pfund Rinderfilet
- 2 Esslöffel Schnittlauch, gehackt
- 2 Esslöffel Senf
- 2 Esslöffel Senf
- ¼ Tasse Estragon, gehackt
- Salz und schwarzer Pfeffer nach Geschmack

Richtungen:

1. Würzen Sie das Rindfleisch mit Salz und Pfeffer nach Geschmack, legen Sie es in Ihre Luftfritteuse, kochen Sie es 20 Minuten lang bei 370 Grad Fahrenheit, geben Sie es auf einen Teller und lassen Sie es einige Minuten lang beiseite.

2. In einer Schüssel Knoblauch mit Sauerrahm, Schnittlauch, Mayo, etwas Salz und Pfeffer mischen, verquirlen und beiseite stellen.

3. Mischen Sie in einer anderen Schüssel Senf mit Dijon-Senf und Estragon, verquirlen Sie, fügen Sie Rindfleisch hinzu, werfen Sie, kehren Sie zu Ihrer Luftfritteuse zurück und kochen Sie weitere 20 Minuten bei 350 Grad Fahrenheit.

4. Das Rindfleisch auf Teller verteilen, Knoblauchmayo darauf verteilen und servieren.

Genießen!

Ernährung: Kalorien 400, Fett 12, Ballaststoffe 2, Kohlenhydrate 27, Protein 19

Senf Marina Ted Beef

Zubereitungszeit: 10 Minuten Garzeit: 45 Minuten Portionen: 6

Zutaten:

- 6 Speckstreifen
- 2 Esslöffel Butter
- 3 gehackte Knoblauchzehen
- Salz und schwarzer Pfeffer nach Geschmack
- 1 Esslöffel Meerrettich
- 1 Esslöffel Senf
- 3 Pfund Rinderbraten
- 1 und ¾ Tasse Rinderbrühe
- ¾ Tasse Rotwein

Richtungen:

1. In einer Schüssel Butter mit Senf, Knoblauch, Salz, Pfeffer und Meerrettich mischen, Rindfleisch mit dieser Mischung verquirlen und einreiben.
2. Ordnen Sie die Speckstreifen auf einem Schneidebrett an, legen Sie das Rindfleisch darauf, falten Sie den Speck um das Rindfleisch, geben Sie es in den Korb

Ihrer Luftfritteuse, kochen Sie es 15 Minuten lang bei 400 Grad Fahrenheit und geben Sie es in eine Pfanne, die zu Ihrer Fritteuse passt.

3. Fügen Sie Brühe und Wein zum Rindfleisch hinzu, geben Sie die Pfanne in Ihre Luftfritteuse und kochen Sie weitere 30 Minuten bei 360 Grad Fahrenheit.

4. Rindfleisch schnitzen, auf Teller verteilen und mit einem Beilagensalat servieren.

Genießen!

Ernährung: Kalorien 500, Fett 9, Ballaststoffe 4, Kohlenhydrate 29, Protein 36

Cremiges Schweinefleisch

Zubereitungszeit: 10 Minuten Garzeit: 22 Minuten Portionen: 6

Zutaten:

- 2 Pfund Schweinefleisch, ohne Knochen und gewürfelt
- 2 gelbe Zwiebeln, gehackt
- 1 Esslöffel Olivenöl
- 1 Knoblauchzehe, gehackt
- 3 Tassen Hühnerbrühe
- 2 Esslöffel süßer Paprika
- Salz und schwarzer Pfeffer nach Geschmack
- 2 Esslöffel Weißmehl
- 1 und ½ Tassen saure Sahne
- 2 Esslöffel Dill, gehackt

Richtungen:

1. In einer Pfanne, die zu Ihrer Luftfritteuse passt, mischen Sie Schweinefleisch mit Salz, Pfeffer und Öl, werfen Sie es, geben Sie es in Ihre Luftfritteuse und kochen Sie es 7 Minuten lang bei 360 Grad Fahrenheit.

2. Fügen Sie Zwiebel, Knoblauch, Brühe, Paprika, Mehl, saure Sahne und Dill hinzu, werfen Sie und kochen Sie bei 370 Grad F für weitere 15 Minuten.

3. Alles auf Teller verteilen und sofort servieren.

Genießen!

Ernährung: Kalorien 300, Fett 4, Ballaststoffe 10, Kohlenhydrate 26, Protein 34

Marinierte Schweinekoteletts und Zwiebeln

Zubereitungszeit: 24 Stunden Garzeit: 25 Minuten Portionen: 6

Zutaten:

- 2 Schweinekoteletts
- ¼ Tasse Olivenöl
- 2 gelbe Zwiebeln, in Scheiben geschnitten
- 2 gehackte Knoblauchzehen
- 2 Teelöffel Senf
- 1 Teelöffel süßer Paprika
- Salz und schwarzer Pfeffer nach Geschmack
- ½ Teelöffel Oregano, getrocknet
- ½ Teelöffel Thymian, getrocknet
- Eine Prise Cayennepfeffer

Richtungen:

1. In einer Schüssel Öl mit Knoblauch, Senf, Paprika, schwarzem Pfeffer, Oregano, Thymian und Cayennepfeffer mischen und gut verquirlen.

2. Zwiebeln mit Fleisch-Senf-Mischung vermischen, zum Überziehen werfen, abdecken und 1 Tag im Kühlschrank aufbewahren.

3. Übertragen Sie die Mischung aus Fleisch und Zwiebeln in eine Pfanne, die zu Ihrer Luftfritteuse passt, und kochen Sie sie 25 Minuten lang bei 30 ° C.

4. Alles auf Teller verteilen und servieren.

Genießen!

Ernährung: Kalorien 384, Fett 4, Ballaststoffe 4, Kohlenhydrate 17, Protein 25

Einfaches geschmortes Schweinefleisch

Zubereitungszeit: 40 Minuten Garzeit: 40 Minuten Portionen: 4

Zutaten:

- 2 Pfund Schweinelendenbraten, ohne Knochen und gewürfelt
- 4 Esslöffel Butter, geschmolzen
- Salz und schwarzer Pfeffer nach Geschmack
- 2 Tassen Hühnerbrühe
- ½ Tasse trockener Weißwein
- 2 gehackte Knoblauchzehen
- 1 Teelöffel Thymian, gehackt
- 1 Thymianquelle
- 1 Lorbeerblatt
- ½ gelbe Zwiebel, gehackt
- 2 Esslöffel Weißmehl
- ½ Pfund rote Trauben

Richtungen:

1. Würzen Sie die Schweinefleischwürfel mit Salz und Pfeffer, reiben Sie sie mit 2 EL geschmolzener Butter ein,

legen Sie sie in Ihre Luftfritteuse und kochen Sie sie 8 Minuten lang bei 37 ° C.

2. In der Zwischenzeit eine Pfanne, die zu Ihrer Luftfritteuse passt, mit 2 EL Butter bei mittlerer Hitze erhitzen, Knoblauch und Zwiebel hinzufügen, umrühren und 2 Minuten kochen lassen.

3. Wein, Brühe, Salz, Pfeffer, Thymian, Mehl und Lorbeerblatt hinzufügen, gut umrühren, zum Kochen bringen und Hitze abnehmen.

4. Fügen Sie Schweinefleischwürfel und Trauben hinzu, werfen Sie sie, geben Sie sie in Ihre Luftfritteuse und kochen Sie sie weitere 30 Minuten bei 360 Grad Fahrenheit.

5. Alles auf Teller verteilen und servieren.

Genießen!

Ernährung: Kalorien 320, Fett 4, Faser 5, Kohlenhydrate 29, Protein 38

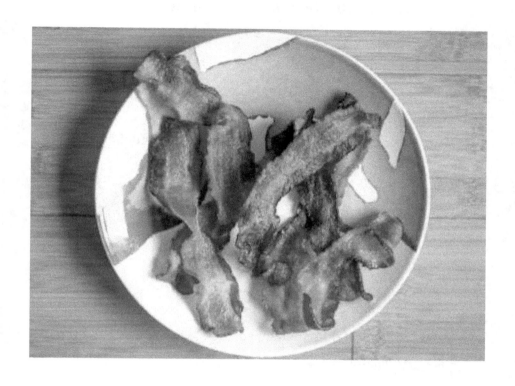

Schweinefleisch mit Couscous

Zubereitungszeit: 10 Minuten Garzeit: 35 Minuten Portionen: 6

Zutaten:

- 2 und ½ Pfund Schweinelende, ohne Knochen und getrimmt
- ¾ Tasse Hühnerbrühe
- 2 Esslöffel Olivenöl
- ½ Esslöffel süßer Paprika
- 2 und ¼ Teelöffel Salbei, getrocknet
- ½ Esslöffel Knoblauchpulver
- ¼ Teelöffel Rosmarin, getrocknet
- ¼ Teelöffel Majoran, getrocknet
- 1 Teelöffel Basilikum, getrocknet
- 1 Teelöffel Oregano, getrocknet
- Salz und schwarzer Pfeffer nach Geschmack
- 2 Tassen Couscous, gekocht

Richtungen:

1. In einer Schüssel Öl mit Brühe, Paprika, Knoblauchpulver, Salbei, Rosmarin, Thymian, Majoran,

Oregano, Salz und Pfeffer nach Geschmack mischen, gut verquirlen, Schweinelende hinzufügen, gut umrühren und 1 Stunde ruhen lassen.

2. Übertragen Sie alles in eine Pfanne, die zu Ihrer Luftfritteuse passt, und kochen Sie es 35 Minuten lang bei 37 ° C.

3. Auf Teller verteilen und mit Couscous an der Seite servieren.

Genießen!

Ernährung: Kalorien 310, Fett 4, Ballaststoffe 6, Kohlenhydrate 37, Protein 34

Einfache luftgebratene Schweineschulter

Zubereitungszeit: 30 Minuten Garzeit: 1 Stunde und 20 Minuten Portionen: 6

Zutaten:

- 3 Esslöffel Knoblauch, gehackt
- 3 Esslöffel Olivenöl
- 4 Pfund Schweineschulter
- Salz und schwarzer Pfeffer nach Geschmack

Richtungen:

1. In einer Schüssel Olivenöl mit Salz, Pfeffer und Öl mischen, gut verquirlen und die Schweineschulter mit dieser Mischung bestreichen.

2. In eine vorgeheizte Luftfritteuse geben und 10 Minuten bei 390 Grad Celsius kochen lassen.

3. Reduzieren Sie die Hitze auf 300 Grad Fahrenheit und braten Sie Schweinefleisch 1 Stunde und 10 Minuten lang.

4. Schweineschulter in Scheiben schneiden, auf Teller verteilen und mit einem Beilagensalat servieren.

Genießen!

Ernährung: Kalorien 221, Fett 4, Ballaststoffe 4, Kohlenhydrate 7, Protein 10

Schweinebraten mit Fenchelgeschmack

Zubereitungszeit: 10 Minuten Garzeit: 1 Stunde Portionen: 10

Zutaten:

- 5 und ½ Pfund Schweinelendenbraten, geschnitten
- Salz und schwarzer Pfeffer nach Geschmack
- 3 gehackte Knoblauchzehen
- 2 Esslöffel Rosmarin, gehackt
- 1 Teelöffel Fenchel, gemahlen
- 1 Esslöffel Fenchelsamen
- 2 Teelöffel roter Pfeffer, zerkleinert
- ¼ Tasse Olivenöl

Richtungen:

1. Mischen Sie in Ihrer Küchenmaschine Knoblauch mit Fenchelsamen, Fenchel, Rosmarin, rotem Pfeffer, etwas schwarzem Pfeffer und dem Olivenöl und mischen Sie, bis Sie eine Paste erhalten.

2. Verteilen Sie 2 Esslöffel Knoblauchpaste auf der Schweinelende, reiben Sie sie gut ein, würzen Sie sie mit Salz und Pfeffer, geben Sie sie in Ihre vorgeheizte Luftfritteuse und kochen Sie sie 30 Minuten lang bei 350 Grad Fahrenheit.

3. Reduzieren Sie die Hitze auf 300 Grad Fahrenheit und kochen Sie weitere 15 Minuten.

4. Schweinefleisch in Scheiben schneiden, auf Teller verteilen und servieren.

Genießen!

Ernährung: Kalorien 300, Fett 14, Ballaststoffe 9, Kohlenhydrate 26, Protein 22

Rinderbrust und Zwiebelsauce

Zubereitungszeit: 10 Minuten Garzeit: 2 Stunden Portionen: 6

Zutaten:

- 1 Pfund gelbe Zwiebel, gehackt
- 4 Pfund Rinderbrust
- 1 Pfund Karotte, gehackt
- 8 Earl Grey Teebeutel
- ½ Pfund Sellerie, gehackt
- Salz und schwarzer Pfeffer nach Geschmack
- 4 Tassen Wasser

Für die Soße:

- 16 Unzen Tomatenkonserven, gehackt
- ½ Pfund Sellerie, gehackt
- 1 Unze Knoblauch, gehackt
- 4 Unzen Pflanzenöl
- 1 Pfund süße Zwiebel, gehackt
- 1 Tasse brauner Zucker
- 8 Earl Grey Teebeutel
- 1 Tasse weißer Essig

Richtungen:

1. Geben Sie das Wasser in eine hitzebeständige Schüssel, die zu Ihrer Luftfritteuse passt, fügen Sie 1 Pfund Zwiebel, 1 Pfund Karotte, ½ Pfund Sellerie, Salz und Pfeffer hinzu, rühren Sie um und bringen Sie es bei mittlerer Hitze zum Kochen.

2. Fügen Sie Rinderbrust und 8 Teebeutel hinzu, rühren Sie um, geben Sie sie in Ihre Luftfritteuse und kochen Sie sie 1 Stunde und 30 Minuten lang bei 300 ° C.

3. In der Zwischenzeit eine Pfanne mit dem Pflanzenöl bei mittlerer Hitze erhitzen, 1 Pfund Zwiebel hinzufügen, umrühren und 10 Minuten anbraten.

4. Knoblauch, ½ Pfund Sellerie, Tomaten, Zucker, Essig, Salz, Pfeffer und 8 Teebeutel hinzufügen, umrühren, zum Kochen bringen, 10 Minuten kochen lassen und Teebeutel wegwerfen.

5. Rinderbrust auf ein Schneidebrett geben, in Scheiben schneiden, auf Teller verteilen, Zwiebelsauce darüber träufeln und servieren.

Genießen!

Ernährung: Kalorien 400, Fett 12, Ballaststoffe 4, Kohlenhydrate 38, Protein 34

Marinade mit Rindfleisch und Frühlingszwiebeln

Zubereitungszeit: 10 Minuten Garzeit: 20 Minuten Portionen: 4

Zutaten:

- 1 Tasse Frühlingszwiebel, gehackt
- 1 Tasse Sojasauce
- ½ Tasse Wasser
- ¼ Tasse brauner Zucker
- ¼ Tasse Sesam
- 5 Knoblauchzehen, gehackt
- 1 Teelöffel schwarzer Pfeffer
- 1 Pfund mageres Rindfleisch

Richtungen:

1. In einer Schüssel Zwiebel mit Sojasauce, Wasser, Zucker, Knoblauch, Sesam und Pfeffer mischen, verquirlen, Fleisch hinzufügen, werfen und 10 Minuten ruhen lassen.

2. Lassen Sie das Rindfleisch abtropfen, geben Sie es in Ihre vorgeheizte Luftfritteuse und kochen Sie es 20 Minuten lang bei 390 Grad Fahrenheit.

3. In Scheiben schneiden, auf Teller verteilen und mit einem Beilagensalat servieren.

Genießen!

Ernährung: Kalorien 329, Fett 8, Ballaststoffe 12, Kohlenhydrate 26, Protein 22

Knoblauch und Paprika Rindfleisch

Zubereitungszeit: 30 Minuten Garzeit: 30 Minuten Portionen: 4

Zutaten:

- 11 Unzen Steakfilets, in Scheiben geschnitten
- 4 gehackte Knoblauchzehen
- 2 Esslöffel Olivenöl
- 1 rote Paprika, in Streifen geschnitten
- Schwarzer Pfeffer nach Geschmack
- 1 Esslöffel Zucker
- 2 Esslöffel Fischsauce
- 2 Teelöffel Maismehl
- ½ Tasse Rinderbrühe
- 4 Frühlingszwiebeln, in Scheiben geschnitten

Richtungen:

1. In einer Pfanne, die zu Ihrer Luftfritteuse passt, Rindfleisch mit Öl, Knoblauch, schwarzem Pfeffer und Paprika mischen, umrühren, abdecken und 30 Minuten im Kühlschrank aufbewahren.

2. Stellen Sie die Pfanne in Ihre vorgeheizte Luftfritteuse und kochen Sie sie 14 Minuten lang bei 360 Grad Fahrenheit.

3. In einer Schüssel Zucker mit Fischsauce mischen, gut umrühren, über Rindfleisch gießen und weitere 7 Minuten bei 360 Grad Celsius kochen.

4. Fügen Sie Brühe mit Maismehl und Frühlingszwiebeln gemischt hinzu, werfen Sie und kochen Sie bei 370 Grad F für weitere 7 Minuten.

5. Alles auf Teller verteilen und servieren.

Genießen!

Ernährung: Kalorien 343, Fett 3, Ballaststoffe 12, Kohlenhydrate 26, Protein 38

Mariniertes Lamm und Gemüse

Zubereitungszeit: 10 Minuten Garzeit: 30 Minuten Portionen: 4

Zutaten:

- 1 Karotte, gehackt
- 1 Zwiebel, in Scheiben geschnitten
- ½ Esslöffel Olivenöl
- 3 Unzen Sojasprossen
- 8 Unzen Lammlende, in Scheiben geschnitten

Für die Marinade:

- 1 Knoblauchzehe, gehackt
- ½ Apfel, gerieben
- Salz und schwarzer Pfeffer nach Geschmack
- 1 kleine gelbe Zwiebel, gerieben
- 1 Esslöffel Ingwer, gerieben
- 5 Esslöffel Sojasauce
- 1 Esslöffel Zucker
- 2 Esslöffel Orangensaft

Richtungen:

1. In einer Schüssel 1 geriebene Zwiebel mit Apfel, Knoblauch, 1 Esslöffel Ingwer, Sojasauce, Orangensaft, Zucker und schwarzem Pfeffer mischen, gut verquirlen, Lammfleisch hinzufügen und 10 Minuten ruhen lassen.

2. Erhitzen Sie eine Pfanne, die zu Ihrer Luftfritteuse passt, mit dem Olivenöl bei mittlerer Hitze, fügen Sie 1 geschnittene Zwiebel, Karotten und Sojasprossen hinzu, rühren Sie um und kochen Sie sie 3 Minuten lang.

3. Fügen Sie Lammfleisch und Marinade hinzu, stellen Sie die Pfanne in Ihre vorgeheizte Luftfritteuse und kochen Sie sie 25 Minuten lang bei 360 Grad Fahrenheit.

4. Alles in Schalen teilen und servieren.

Genießen!

Ernährung: Kalorien 265, Fett 3, Faser 7, Kohlenhydrate 18, Protein 22

Cremiges Lamm

Zubereitungszeit: 3 Stunden Garzeit: 1 Stunde Portionen: 8

Zutaten:

- 5 Pfund Lammkeule
- 2 Tassen fettarme Buttermilch
- 2 Esslöffel Senf
- ½ Tasse Butter
- 2 Esslöffel Basilikum, gehackt
- 2 Esslöffel Tomatenmark
- 2 gehackte Knoblauchzehen
- Salz und schwarzer Pfeffer nach Geschmack
- 1 Tasse Weißwein
- 1 Esslöffel Maisstärke gemischt mit 1 Esslöffel Wasser
- ½ Tasse saure Sahne

Richtungen:

1. Lammbraten in eine große Schüssel geben, Buttermilch hinzufügen, zum Überziehen werfen, abdecken und 24 Stunden im Kühlschrank aufbewahren.
2. Pat trockenes Lamm und legen Sie in eine Pfanne, die zu Ihrer Luftfritteuse passt.
3. Mischen Sie in einer Schüssel Butter mit Tomatenmark, Senf, Basilikum, Rosmarin, Salz, Pfeffer und Knoblauch, verquirlen Sie sie gut, verteilen Sie sie auf dem Lamm, geben Sie alles in Ihre Luftfritteuse und kochen Sie sie 1 Stunde lang bei 300 Grad Fahrenheit.
4. Lamm in Scheiben schneiden, auf Teller verteilen, erst einmal beiseite lassen und Kochsäfte aus der Pfanne auf dem Herd erhitzen.
5. Wein, Maisstärkemischung, Salz, Pfeffer und Sauerrahm hinzufügen, umrühren, Hitze abnehmen, diese Sauce über das Lamm träufeln und servieren.

Genießen!

Ernährung: Kalorien 287, Fett 4, Faser 7, Kohlenhydrate 19, Protein 25

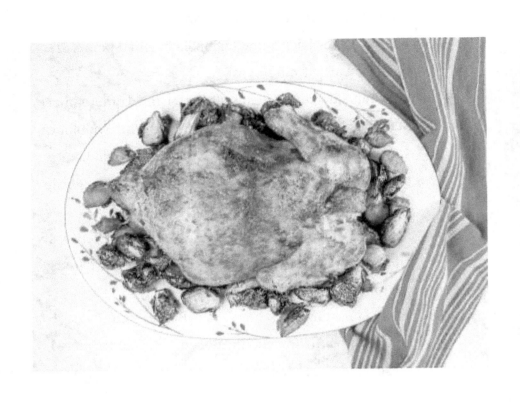

Brotteig und Amaretto-Dessert

Zubereitungszeit: 10 Minuten Garzeit: 12 Minuten Portionen: 12

Zutaten:

- 1 Pfund Brotteig
- 1 Tasse Zucker
- ½ Tasse Butter, geschmolzen
- 1 Tasse Sahne
- 12 Unzen Schokoladenstückchen
- 2 Esslöffel Amaretto-Likör

Richtungen:

1. Teig rollen, in 20 Scheiben schneiden und dann jede Scheibe halbieren.

2. Bürsten Sie Teigstücke mit Butter, streuen Sie Zucker darüber, legen Sie sie in den Korb Ihrer Luftfritteuse, nachdem Sie etwas Butter gebürstet haben, kochen Sie sie 5 Minuten lang bei 350 Grad Fahrenheit, drehen Sie sie um, kochen Sie sie weitere 3 Minuten lang und geben Sie sie auf eine Platte.

3. Eine Pfanne mit der Sahne bei mittlerer Hitze erhitzen, Schokoladenstückchen hinzufügen und umrühren, bis sie schmelzen.

4. Likör hinzufügen, erneut umrühren, in eine Schüssel geben und mit dieser Sauce Brotschöpflöffel servieren.

Genießen!

Ernährung: Kalorien 200, Fett 1, Faser 0, Kohlenhydrate 6, Protein 6

Zimtschnecken und Frischkäse-Dip

Zubereitungszeit: 2 Stunden Garzeit: 15 Minuten Portionen: 8

Zutaten:

- 1 Pfund Brotteig
- ¾ Tasse brauner Zucker
- 1 und ½ Esslöffel Zimt, gemahlen
- ¼ Tasse Butter, geschmolzen

Für den Frischkäsedip:

- 2 Esslöffel Butter
- 4 Unzen Frischkäse
- 1 und ¼ Tasse Zucker
- ½ Teelöffel Vanille

Richtungen:

1. Den Teig auf einer bemehlten Arbeitsfläche rollen, ein Rechteck formen und mit ¼ Tasse Butter bestreichen.

2. In einer Schüssel Zimt mit Zucker mischen, umrühren, über den Teig streuen, den Teig in einen Block rollen, gut verschließen und in 8 Stücke schneiden.

3. Lassen Sie die Brötchen 2 Stunden gehen, legen Sie sie in den Korb Ihrer Luftfritteuse, kochen Sie sie 5 Minuten lang bei 350 Grad Fahrenheit, drehen Sie sie um, kochen Sie sie weitere 4 Minuten lang und geben Sie sie auf eine Platte.

4. Frischkäse in einer Schüssel mit Butter, Zucker und Vanille mischen und gut verquirlen.

5. Servieren Sie Ihre Zimtschnecken mit diesem Frischkäsedip.

Genießen!

Ernährung: Kalorien 200, Fett 1, Faser 0, Kohlenhydrate 5, Protein 6

Kürbiskuchen

Zubereitungszeit: 10 Minuten Garzeit: 15 Minuten Portionen: 9

Zutaten:

- 1 Esslöffel Zucker
- 2 Esslöffel Mehl
- 1 Esslöffel Butter
- 2 Esslöffel Wasser

Für die Kürbiskuchenfüllung:

- 3,5 Unzen Kürbisfleisch, gehackt
- 1 Teelöffel Gewürzmischung
- 1 Teelöffel Muskatnuss
- 3 Unzen Wasser
- 1 Ei, geschlagen
- 1 Esslöffel Zucker

Richtungen:

1. 3 Unzen Wasser in einen Topf geben, bei mittlerer Hitze zum Kochen bringen, Kürbis, Ei, 1 Esslöffel Zucker, Gewürz und Muskatnuss hinzufügen, umrühren, 20 Minuten kochen lassen, Hitze abnehmen und mit einem Stabmixer mischen.

2. Mehl in einer Schüssel mit Butter, 1 Esslöffel Zucker und 2 Esslöffel Wasser mischen und den Teig gut kneten.

3. Fetten Sie eine Kuchenform, die zu Ihrer Luftfritteuse passt, mit Butter ein, drücken Sie den Teig in die Pfanne, füllen Sie sie mit Kürbiskuchenfüllung, legen Sie sie in den Korb Ihrer Luftfritteuse und kochen Sie sie 15 Minuten lang bei 360 Grad Fahrenheit.

4. In Scheiben schneiden und warm servieren.

Genießen!

Ernährung: Kalorien 200, Fett 5, Ballaststoffe 2, Kohlenhydrate 5, Protein 6

Eingewickelte Birnen

Zubereitungszeit: 10 Minuten Garzeit: 15 Minuten Portionen: 4

Zutaten:

- 4 Blätterteigblätter
- 14 Unzen Vanillepudding
- 2 Birnen, halbiert
- 1 Ei, geschlagen
- ½ Teelöffel Zimtpulver
- 2 Esslöffel Zucker

Richtungen:

1. Blätterteigscheiben auf eine Arbeitsfläche legen, in der Mitte jeweils einen Löffel Vanillepudding hinzufügen, mit Birnenhälften bedecken und einwickeln.

2. Bürsten Sie Birnen mit Ei, streuen Sie Zucker und Zimt darüber, legen Sie sie in den Korb Ihrer Luftfritteuse und kochen Sie sie 15 Minuten lang bei 320 Grad Fahrenheit.

3. Pakete auf Teller verteilen und servieren.

Genießen!

Ernährung: Kalorien 200, Fett 2, Ballaststoffe 1, Kohlenhydrate 14, Protein 3

Erdbeer Donuts

Zubereitungszeit: 10 Minuten Garzeit: 15 Minuten Portionen: 4

Zutaten:

- 8 Unzen Mehl
- 1 Esslöffel brauner Zucker
- 1 Esslöffel weißer Zucker
- 1 Ei
- 2 und ½ Esslöffel Butter
- 4 Unzen Vollmilch
- 1 Teelöffel Backpulver

Für die Erdbeerglasur:

- 2 Esslöffel Butter
- 3,5 Unzen Puderzucker
- ½ Teelöffel rosa Färbung
- ¼ Tasse Erdbeeren, gehackt
- 1 Esslöffel Schlagsahne

Richtungen:

1. In einer Schüssel Butter, 1 Esslöffel braunen Zucker, 1 Esslöffel Weißzucker und Mehl mischen und umrühren.

2. In einer zweiten Schüssel das Ei mit 1 ½ Esslöffel Butter und Milch mischen und gut umrühren.

3. Kombinieren Sie die 2 Mischungen, rühren Sie um, formen Sie Donuts aus dieser Mischung, legen Sie sie in den Korb Ihrer Luftfritteuse und kochen Sie sie 15 Minuten lang bei 360 Grad Fahrenheit.

4. 1 Esslöffel Butter, Puderzucker, Lebensmittelfarbe, Schlagsahne und Erdbeerpüree dazugeben und gut verquirlen.

5. Donuts auf einer Platte anrichten und mit Erdbeerglasur darüber servieren.

Genießen!

Ernährung: Kalorien 250, Fett 12, Ballaststoffe 1, Kohlenhydrate 32, Protein 4